1型糖尿病診療ノート

Notes on Management of Type 1 Diabetes:
41 Items from My List

41のヒント

著 今川 彰久
Imagawa Akihisa

南江堂

序にかえて

　まず，この本を手に取っていただいた1型糖尿病に関心のあるすべての方に感謝します．この本は，1型糖尿病診療の基本と思われることについて私なりにまとめたものです．41の症例を提示し，解説し，解決案を示す，という構成になっています（ただし，実際の症例ではありません）．日本人の糖尿病患者さんのうち9割以上は2型糖尿病であり，1型糖尿病は幸いにも少数派です．とは言っても，多くは若年で発症し，根治療法がない1型糖尿病の診療を求める患者さんは大勢います．また，1型糖尿病の診療において2型糖尿病の診療とは異なる知識や技術を要求されることがあります．そこで，1型糖尿病診療の裾野が少しでも広がればと思い，主として研修医や医療スタッフの方を対象に本書を執筆しました．2016年現在の日本における1型糖尿病診療の状況をコンパクトに俯瞰することも目標にしました．

　私自身は先輩の医師に教わりながら1型糖尿病診療に入門し，先輩・同輩・後輩や医療スタッフ，患者さんに教えられながら，現在に至っています．本書はその教わったことをベースに記した1型糖尿病診療の入口です．今回取り上げた1つひとつの項目で1冊の本が書けるほどの奥行きがあります．本書を契機に1型糖尿病診療に参加する医療者が1人でも増え，さらに奥行きがプラスされることになれば，と願ってやみません．

　最後になりましたが，執筆の機会をいただきました南江堂の大野隆之様，網藏久美子様，提坂友梨奈様に感謝します．

2016年4月

大阪大学大学院医学系研究科 内分泌・代謝内科学

今川彰久

目次

第1章 1型糖尿病の病態・発症形態・診断基準について理解する

1. 1型糖尿病は膵β細胞の破壊により生じ，通常は絶対的インスリン欠乏に至る ... 2
   - コラム① 糖尿病診療に使用する検査値 ... 5
2. 自己抗体陽性は急性発症1型糖尿病（自己免疫性）であることを示す ... 6
3. 緩徐進行1型糖尿病は2型糖尿病と鑑別が必要である ... 8
   - コラム② 膵島細胞抗体（ICA）の発見 ... 11
4. 劇症1型糖尿病は速やかな診断が必要である ... 12
5. 日本人1型糖尿病では診断基準に従い3病型を鑑別する ... 14
6. 1型糖尿病の急性期にはケトアシドーシスに対する治療を行う ... 16

第2章 1型糖尿病患者さんに伝えること

7. 診断時に1型糖尿病の病態を理解してもらう ... 20
8. 現在の標準治療と今後の見通しを診断時に患者さんに伝える ... 22
9. 1型糖尿病であることを告げられた際，いくつかの過程を経てそれを受容する ... 24
10. 疾患受容の過程は一直線ではないことに留意して治療を続ける ... 26
11. 血糖だけでなく患者さんをみる ... 28
    - コラム③ 糖尿病網膜症・糖尿病腎症とその病期 ... 29
    - コラム④ 患者さんを褒める時は結果ではなく過程を褒める ... 30

第3章 インスリン療法の基本と実践

12. 健常者のインスリン分泌を基礎分泌と追加分泌に分けて考える ... 32
13. インスリン頻回注射法によりインスリンを補充する ... 34
14. インスリン製剤は作用持続時間により用途が異なる ... 36
15. SMBGは血糖管理の最も重要な手段である ... 38
16. 血糖管理にはSMBGのデータを最大限活用する ... 40

17	CGMを用いると72時間以上連続して血糖が測定できる	42
18	CGMを用いると夜間や食後の血糖が容易に測定できる	44
19	CGMにより血糖コントロール不良例が評価できる	46
20	シックデイでもインスリン注射は中止しない	48
21	海外旅行では血糖は高めに維持する	50

第4章　インスリンポンプ療法の基本と実践

22	インスリンポンプ療法では頻回のbolus注射を行いやすい	54
	コラム⑤　スクエアウェーブボーラス	55
23	インスリンポンプ療法ではトラブルへの対処法を十分理解してもらう	56
24	SAPは可能性を持った新しい治療機器である	58
25	SAPデータの解析は従来のSMBGの方法にプラスαが求められる	60

第5章　食事についての理論と実践

26	ライフステージに合った適切なカロリーとバランスのよい栄養素を摂取する	64
27	同じカロリーでも栄養素によって血糖値に与える影響は異なる	66
	コラム⑥　glycemic index（グリセミック・インデックス）	67
28	カーボカウントが実際にどのように行われるかを知る	68
29	カーボカウントの適応については十分な見極めが必要である	70

第6章　運動についての理論と実践

30	1型糖尿病における運動の意味は2型糖尿病とは異なる	74
31	運動時はインスリンの減量と補食で対応する	76

第7章　低血糖への対応

32	低血糖閾値の低下と無自覚低血糖に特に注意する	80
33	低血糖にはできるだけ早く対処する	82
34	低血糖時には原因を明らかにし，次を予防する	84

第8章　ライフステージにおける対応

35　ライフイベントと1型糖尿病—就職 …… 88
36　ライフイベントと1型糖尿病—妊娠・出産 …… 90
　　コラム⑦　妊娠とインスリン必要量 …… 93
37　小児科から内科への移行はライフイベントとともに …… 94

第9章　キャンプや患者会の活用

38　糖尿病サマーキャンプへの参加は1型糖尿病患児に大きな成長を促す …… 98
39　成人にとっての1型糖尿病患者会は糖尿病サマーキャンプと同じような意味を持つ …… 100

第10章　1型糖尿病診療の今後

40　糖尿病治療の1つとして膵腎同時移植のことを知る …… 104
41　膵島移植は将来性を持った先進医療である …… 106
　　コラム⑧　そのほかの新しい1型糖尿病治療（1） …… 108
　　コラム⑨　そのほかの新しい1型糖尿病治療（2） …… 109

付録

1　1型糖尿病3病型の診断基準 …… 112
2　参考図書・推薦図書 …… 115

索引 …… 117

第1章

1型糖尿病の病態・発症形態・
診断基準について理解する

第1章 1型糖尿病の病態・発症形態・診断基準について理解する

1 1型糖尿病は膵β細胞の破壊により生じ，通常は絶対的インスリン欠乏に至る

> **症例**
> 22歳女性．1ヵ月前から口渇と多尿があり受診した．随時血糖342 mg/dL．1型糖尿病を疑われ，血中Cペプチドを測定したところ，0.3 ng/mLであった．

　1型糖尿病は，「膵β細胞の破壊により生じ，通常は絶対的インスリン欠乏に至る」（糖尿病）と定義されています．β細胞は生体内で唯一のインスリン産生細胞ですから，これが破壊されてしまうと必然的にインスリンが分泌されなくなり，その結果，血糖が上昇して糖尿病を発症するというわけです．

　β細胞が存在する膵臓は，腸管に分泌する消化液を産生する外分泌領域とインスリンやグルカゴンといったホルモンを血中に分泌する膵島（内分泌）領域に大別できます．図1aではβ細胞が茶色に染色されていますが，このように健常者では，外分泌領域の中に「島」のように存在する膵島（ランゲルハンス島ともいいます）の約7～8割がβ細胞で，残りの2～3割はグルカゴンを分泌するα細胞やソマトスタチンを分泌するδ細胞などです．

　一方，図1bの1型糖尿病患者さんでは，茶色に染色されるβ細胞が減少しているのがわかります．これが「β細胞の破壊」現場で，すべてのβ細胞のうち約

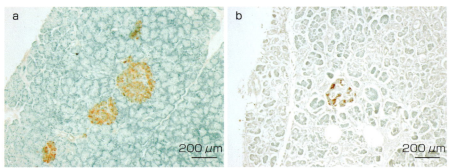

図1　健常者の膵島（a）と1型糖尿病患者の膵島（b）

図2 膵と周辺の臓器

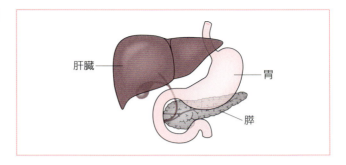

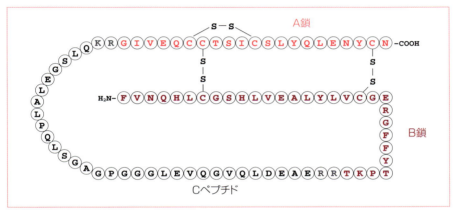

図3 インスリンの構造

7〜8割が破壊されると糖尿病を発症するといわれています．顕微鏡写真（組織所見）を見れば，1型糖尿病であるかどうかは一目瞭然です．

　ところが，膵臓は胃の裏側にあります（図2）ので，図1のような組織所見を得るのは実は容易ではありません．皮膚や表在リンパ節のように生検することは難しく，この写真も亡くなられた1型糖尿病患者さんの剖検膵を分析した際に得られたものです．では，「β細胞の破壊」を臨床的に診断するにはどうすればよいのでしょうか．

　その答えは，β細胞から産生されるインスリンを測定することにあります．血中のインスリン濃度を測定し，それが血糖値に比べ著しく低ければ，β細胞が破壊されてインスリン分泌が低下していると推測できます．実際に血中インスリン濃度を測定することもありますが，多くの場合，インスリンのかわりに「Cペプチド」を測定します．インスリンは図3のようにA鎖とB鎖をCペプチドがつなぐ構造になっており，分泌される際にCペプチドの両端が切断されます．つま

り，Cペプチドはインスリンが産生される際に，同じ量が産生されるわけです．一方，インスリン注射製剤にはCペプチドは含まれていませんので，Cペプチドの測定は，インスリン治療中の患者さんでもβ細胞から分泌されるインスリン（内因性インスリンといいます）に限定して測定できるという利点があります．Cペプチドの測定は血中でも尿中でも可能です．蓄尿による測定は，1日のインスリン分泌の平均値を得られるという利点もありますが，糖尿病患者さんに多い細菌尿に伴う分解のため誤差も大きいのが大きな欠点です．**血糖値と同時に血中Cペプチド濃度を測定すれば，より容易に内因性インスリン分泌能を推定することができます．**

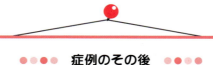

●●●● **症例のその後** ●●●●

本症例は血糖342 mg/dLと高値にもかかわらず，血中Cペプチドは0.3 ng/mLと分泌が低下しており，1型糖尿病におけるβ細胞破壊を反映したものと考えられます．

コラム①　糖尿病診療に使用する検査値

- **血糖**：血液の中のブドウ糖濃度を血糖値といいます．早朝空腹時の値で110 mg/dL未満が正常値（→正常型）で，126 mg/dL以上では「糖尿病型」と判定されます．この間の110〜125 mg/dLは「境界型」に属します．血糖値は，食品や飲料の摂取によって，健常者でも上昇します．食事に関係なく測定した血糖値である「随時」血糖値が200 mg/dL以上でも「糖尿病型」と判定されます．

　また，血糖値が80 mg/dL未満になるとインスリン分泌はストップしますので，健常者では血糖値は80 mg/dL以上に維持されています．ただし，インスリン注射をはじめとする血糖降下薬を投与されている場合には，この限りではありません．

　なお，正式には血糖値は静脈血の血漿で測定した値を用います．

- **HbA1c**：ヘモグロビンエイワンシーと読みますが，赤血球中に存在するヘモグロビンという蛋白質に結合した糖の多さを測定したものです．平均血糖が高いと多くの糖が結合しますので，HbA1cも高値となります．赤血球の寿命が約120日であることから，HbA1cは過去1〜2ヵ月の平均血糖を示します．血糖値と違い，空腹時に測定しても食後に測定しても，同様の値になると考えられます．正常値は6.2％未満，6.5％以上で「糖尿病型」と判定されます．通常は平均血糖とHbA1c値は比例しますが，急に血糖が上昇したりすると，血糖値が異常高値なのにHbA1c値がほぼ正常であるといった場合も生じます．なお，血糖コントロール目標としては，合併症予防のための目標として7.0％未満，治療強化が困難な場合の際の目標として8.0％未満という数値が示されています．

- **Cペプチド**：Cペプチドについては本項「第1章-1」で述べたとおりですが，糖尿病患者さんで，空腹時血中Cペプチドが0.5 ng/mL以下の場合をインスリン依存状態，空腹時血中Cペプチドが1.0 ng/mL以上の場合をインスリン非依存状態と考えます．なお，Cペプチドは，CPR（C peptide (immuno) reactivity）と表わされることもあります．

第1章　1型糖尿病の病態・発症形態・診断基準について理解する

2 自己抗体陽性は急性発症1型糖尿病（自己免疫性）であることを示す

> ●●●● 症例 ●●●●
> 19歳女性．1ヵ月前から体重が5 kg減少し，2週間前から徐々に口渇が増悪したため受診した．尿ケトン体強陽性，血糖 355 mg/dL，血中Cペプチド 0.4 ng/mL，GAD抗体とIA-2抗体が陽性であった．

　1型糖尿病は膵β細胞の破壊により生じますが，典型的な場合は数週間から数ヵ月，場合によっては数年の経過によりβ細胞の破壊が生じていると考えられています．β細胞は十分な予備能があり，10〜20％程度破壊されても，残りのβ細胞が必要なインスリンを分泌し，血糖は上昇しません．β細胞破壊が進むと徐々にインスリン分泌が不足しますが，それでもβ細胞が50％残っていれば，特殊な環境（例えばブドウ糖負荷試験施行時）でない限り，血糖は上昇しません．さらに進行すると，食後血糖が上昇し始め，感染症など一時的にインスリン抵抗性が増大するような状況において，インスリン分泌能の低下が明らかになります（図1）．このような状況で1型糖尿病が臨床的に明らかになる，すなわち発症するわけですが，この時のβ細胞の残存量は正常の20％程度と推定されています．**β細胞は徐々に傷害されるのですが，臨床的な症状は比較的急性に，数週間の経過で現れるのが普通です．そのため，急性発症1型糖尿病ともいわれます．**

　典型的な1型糖尿病において，β細胞が破壊される原因は「自己免疫」と考えられています．本来「自己」として保護されるべきβ細胞が誤って他者として認識され，その構成蛋白に対する免疫反応が発動して，細胞破壊に至るわけです．そして，**患者血中に存在するGAD（glutamic acid decarboxylase）抗体などの自己抗体は自己免疫現象の証拠と考えられており，それを有する場合，急性発症1型糖尿病（自己免疫性）と分類されます．** 1型糖尿病で陽性となる自己抗体にはこのほかにIA-2（insulinoma associated antigen-2）抗体，インスリン自己抗体（insulin autoantibody, IAA），ZnT8（zinc transporter 8）抗体，膵島細胞抗体（islet cell antibody, ICA）があります．これらの自己抗体はすべて陽性になるわけではなく，GAD抗体とICAの陽性率が最も高いことが知られています．また，発症時に陽性率が高く，罹病期間が長くなるにつれて陽性率が

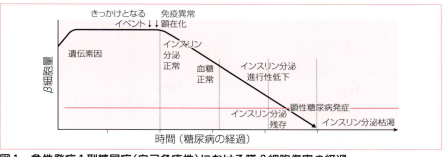

図1 急性発症1型糖尿病（自己免疫性）における膵β細胞傷害の経過
(Eisenbarth GS : Type I diabetes mellitus. A chronic autoimmune disease. N Engl J Med 314 : 1360-1368, 1986より改変)

低下することや途中から陽性になることは少ないことなどが明らかになっています．したがって，発症時にできるだけ多くの自己抗体を測定し記録しておくことが重要と思われますが，残念ながら日本では保険制度の関係でGAD抗体のみの測定となることが多いようです．

　また，インスリン注射を開始しますと2型糖尿病の患者さんでもインスリン抗体が陽性になる場合があります．ですから，**前述のインスリン自己抗体はインスリン治療前に測定する必要があります．**インスリン治療開始前にインスリン抗体（区別してインスリン自己抗体と呼びます）が陽性になった場合のみ，自己免疫の指標として評価することができます．

　もう1つの注意は，実際にβ細胞を破壊している免疫反応は，抗体が主役になる液性免疫ではなく，Tリンパ球やマクロファージが主役の細胞性免疫だということです．1型糖尿病患者さんの膵組織を見ると，β細胞をTリンパ球などが取り囲んでいる膵島炎という現象を見ることができます．なお，このTリンパ球を末梢血中で測定することにより急性発症1型糖尿病（自己免疫性）を診断しようとする試みは以前から行われていますが，感度や簡便性は，自己抗体の測定に及びません．

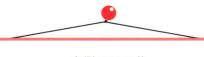

●●●● **症例のその後** ●●●●

本症例は典型的な経過をたどりケトーシスに至って発症した急性発症1型糖尿病（自己免疫性）です．GAD抗体とIA-2抗体が陽性で，自己免疫によりβ細胞が破壊されていることが示唆されます．

第1章 1型糖尿病の病態・発症形態・診断基準について理解する

3 緩徐進行1型糖尿病は2型糖尿病と鑑別が必要である

> **●●●● 症例 ●●●●**
> 33歳男性．2年前の健康診断で糖尿病と診断され，経口血糖降下薬を服用していた．定期の血液検査で，血糖 255 mg/dL，HbA1c 8.1％，GAD抗体陽性であった．身長174 cm，体重62 kg（この2年間増減なし）．

　健康診断が普及している日本では，糖尿病の多くは健康診断で発見されます．日本人では糖尿病の9割以上は2型糖尿病で，健康診断で発見されるのもほとんどは2型糖尿病です．しかし，一見2型糖尿病のように発見される患者さんの中にも，1型糖尿病の患者さんがいます．

　日本糖尿病学会の調査では，インスリン治療を必要としない発症初期の糖尿病患者さんのうち約10％の患者さんでGAD抗体，IA-2抗体，インスリン自己抗体（IAA）のいずれかが陽性であったことが報告されています．これらの自己抗体の存在は，一見2型糖尿病と考えられる患者さんの約10％が1型糖尿病である可能性を示しています．GAD抗体あるいは膵島細胞抗体（ICA）陽性の患者さんではその時にインスリン治療が必要でなくても，やがてインスリン分泌が低下して，インスリン治療が必要となることが知られており，これを緩徐進行1型糖尿病あるいはSPIDDM（slowly progressive IDDM（insulin dependent diabetes mellitus））といいます．インスリン依存になるまでの期間はさまざまです．図1は，それを示したものですが，数ヵ月から20年まで幅広く分布していることがわかります．

　では，どのような患者さんで自己抗体を測定すればよいのでしょうか．GAD抗体陽性率は，肥満を伴う糖尿病患者さんよりも伴わない糖尿病患者さんで高いことが知られています．しかし，肥満を伴う糖尿病患者さんでも陽性者がないわけではありません．そこで，糖尿病と診断された方では一度はGAD抗体を測定することが推奨されます．一度測定して陰性ならば，その後は，急激にインスリン分泌が低下するなどの特別な場合でない限り，測定の必要はないと思います．

　陽性であった場合はどうでしょうか．臨床研究の結果から明らかになっていることは，このような患者さんにスルホニル尿素（SU）薬を投与すると同じ時期か

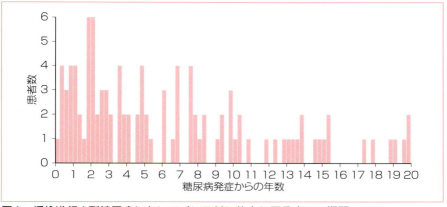

図1　緩徐進行1型糖尿病においてインスリン依存に至るまでの期間
(田中昌一郎ほか：緩徐進行1型糖尿病(SPIDDM)の診断基準(2012)―1型糖尿病調査研究委員会(緩徐進行1型糖尿病分科会)報告．糖尿病 56：590-597, 2013)

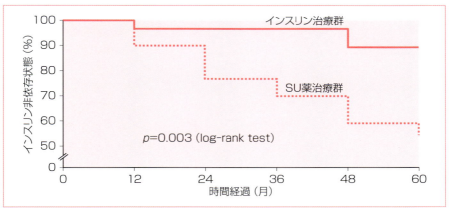

図2　Tokyo studyにおける緩徐進行1型糖尿病のインスリン依存への進行
(Maruyama T et al：Insulin intervention in slowly progressive insulin-dependent (type 1) diabetes mellitus. J Clin Endocrinol Metab 93：2115-2121, 2008より改変)

らインスリン治療をした患者さんに比べ，内因性インスリン分泌が低下しやすい，ということです．図2に示すのはインスリン依存に至っていない患者さんの割合ですが，SU薬を服用しているSU群は，より早期にインスリン依存に陥ることがわかります．

また，GAD抗体が陽性ならすべての患者さんでインスリン分泌が枯渇するのか，という疑問もあります．研究では，GAD抗体が10 U/mL(注)を境に進行のしやすさが違うことが明らかにされており，特に抗体価が低い患者さんではイン

表1 GAD抗体陽性だが高血糖是正にインスリンが不要な糖尿病患者の治療方針（試案）

	GAD抗体価 ＜10 U/mL	GAD抗体価 ≧10 U/mL
空腹時血清CPR ≧1.0 ng/mL	・まず食事・運動療法 ・それで血糖コントロール不十分なら経口薬（SU・グリニド以外）で経過をみる ・それで不十分ならインスリン治療を勧める	・まず食事・運動療法 ・それで血糖コントロール不十分ならインスリン治療を勧める ・患者が高齢であれば，経口薬（SU・グリニド以外）で経過をみることもありうる
空腹時血清CPR ＜1.0 ng/mL	・インスリン治療を勧める	・インスリン治療を勧める

（花房俊昭ほか：座談会 臨床でしばしばみられるGAD抗体陽性糖尿病をどのように考え，扱うのか．Diabetes Strategy Vol.5 No.1：5-18，2015より一部改変）

スリン分泌の低下が進行しないこともあります．
　このような状況で，現実にどのような治療を選択するかは，難しい問題です．すでにインスリン分泌が低下している場合は，インスリン治療の適応です．しかし，そうではない場合には，インスリン治療を常に考慮しながら，インスリン分泌を刺激しない，ほかの経口血糖降下薬でコントロールを試みるという選択も考慮します．いずれにせよ，GAD抗体が陽性であれば，治療方針について一度は糖尿病専門医を受診することが望まれます．表1に示すのは，そのような患者さんに対する治療方針の試案です．

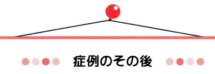

●●●● 症例のその後 ●●●●

本症例は健康診断で発見された1型糖尿病です．BMI 20.5と肥満はありません．2年後の検査でGAD抗体が陽性であることが明らかになりました．今後，内因性インスリン分泌能を検索し，IA-2抗体などほかの自己抗体を測定するとともに，現在の経口血糖降下薬による治療が適切かどうか，再検討します．

（注）GAD抗体の測定方法が2016年1月に変更になりました．この値は旧法によるものです．

コラム②　膵島細胞抗体（ICA）の発見

　膵島細胞抗体（islet cell antibody, ICA）は1974年に英国の研究所でBottazzo博士らによって発見されました．この発見をきっかけの1つとして，1型糖尿病は主に自己免疫によりβ細胞が破壊される疾患であるという概念が形成されていきました．1型糖尿病の研究の歴史において，極めて重要な発見といえます．ICAの測定は，ヒトの膵組織に患者血清を反応させ，さらに蛍光標識をつけた二次抗体を反応させることにより，血清中に存在する膵島細胞に反応する抗体を検出するというものです．方法が煩雑で，ヒトの組織を入手する困難さ，判定が難しく測定施設による誤差が大きいことなどの問題がありました．そこで，自己抗体が具体的に何という蛋白に対する抗体であるのかを突き止め，より効率的な自己抗体の測定法を開発しようと研究が重ねられました．その結果，発見されたのが今日測定されているGAD抗体です．GAD抗体は，1990年に米国の研究所でBaek-keskov博士らにより，1型糖尿病とstiff-person症候群という稀な神経疾患が合併することを応用して発見されました．この抗体は，RIA（radioimmunoassay）法などにより，大量の検体での測定が可能であり，優れた感度，特異度を示すこととあいまって，今日広く臨床で用いられています．

4 劇症1型糖尿病は速やかな診断が必要である

第1章　1型糖尿病の病態・発症形態・診断基準について理解する

> ●●●● **症例** ●●●●
> 44歳男性．2日前から急に全身倦怠感が強くなり，近医を受診した．尿糖3＋，尿蛋白（－）．糖尿病の疑いがあり，採血結果を後日聞きに来るように言われた．翌日，倦怠感が増強し，救急車を要請したが，車中で意識を消失した．

糖尿病の多くは，健康診断で発見されるように緩やかな経過で発症しますが，例外的に急激に発症するタイプが存在します．その1例が劇症1型糖尿病です．特徴は，①糖尿病症状発現後1週間前後と非常に急激にケトーシスあるいはケトアシドーシスに陥ること（もう少し長い経過をとることもあります），②急激な血糖上昇を裏付けるデータとして，初診時に高血糖を認めるにもかかわらずHbA1cが低値であること（平均では血糖800 mg/dL，HbA1c 6.8％，診断基準では血糖≧288 mg/dL，かつHbA1c＜8.7％，ただし，劇症1型糖尿病発症前に耐糖能異常が存在した場合は，HbA1cはもう少し高くなることもあります），③内因性インスリン分泌能は発症時から枯渇していること（診断基準では，尿中Cペプチド＜10μg/day，または，空腹時血清Cペプチド＜0.3 ng/mLなど）です（図1）．

以上が3本柱になりますが，そのほかにも，④原則としてGAD抗体などの膵島関連自己抗体は陰性であること，⑤ほとんどの症例で発症時に何らかの血中膵外分泌酵素（アミラーゼなど）が上昇していること，⑥前駆症状として上気道炎症状（発熱，咽頭痛など），消化器症状（上腹部痛，悪心・嘔吐など）を認めることが多いこと，⑦妊娠に関連して発症することがあること，などが特徴です．

この劇症1型糖尿病は，日本，韓国，中国といった東アジアに多いことがわかっており，日本での患者数は5,000〜7,000人と推計されています．また，男女比は1：1で，ほとんどが成人になって発症し，20歳未満の患者は10％未満と小児に少ないことが明らかになっています．

劇症1型糖尿病で医療者が最も注意するべきことは，発症時（初診時）にこの病気を見逃さない，診断を遅らせないということです．発症時には，一般的な高血

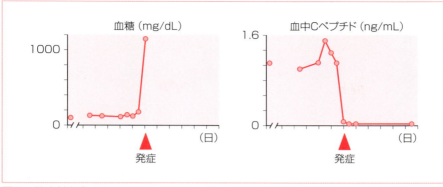

図1 発症前からの経過が明らかになっている劇症1型糖尿病症例の血糖と血中Cペプチドの経過

(Sekine N et al : Rapid loss of insulin secretion in a patient with fulminant type 1 diabetes mellitus and carbamazepin hypersensitivity syndrome. JAMA 285 : 1153-1154, 2001より改変)

糖症状（口渇や多尿）よりもケトーシスの症状（全身倦怠感，腹痛など）が前面に出ることが多くあります．このため，不定愁訴を訴える患者さんとして，診断が遅れる危険性があります．**劇症1型糖尿病を見逃さないためには，まずこのようなタイプの糖尿病の存在を知り，救急で血液検査を実施する際には，血糖をルーチンで測定することです．**血糖の測定は血清で行っても全く問題はありません．また，尿糖陽性や簡易血糖測定器で高血糖がわかっている患者さんでは，すぐに救急病院を受診させてください．もう1つ，この本を読んでいる糖尿病専門の方には劇症1型糖尿病は知られていますが，救急外来を担当する糖尿病を専門としない後輩や同僚にもぜひこの疾患の存在を知らせていただくようお願いします．

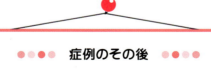

●●●● **症例のその後** ●●●●

本症例は到着した救急病院で蘇生され，検査の結果，劇症1型糖尿病と診断されました．前医での血糖値は569 mg/dL，HbA1cは6.1％でした．もう少し早くこの疾患に気づき，前日に救急病院を受診していれば，生命への影響を心配する事態にはならなかったと思います．

5 日本人1型糖尿病では診断基準に従い3病型を鑑別する

> ●●●●● 症例 ●●●●●
> 33歳の女性．10年前に糖尿病と診断され，経口血糖降下薬を服用していたが，徐々に血糖コントロール不良となり，現在は強化インスリン療法を施行している．血中Cペプチド0.2 ng/mL，GAD抗体陰性であった．身長162 cm，体重52 kg．

　前述したように，日本人1型糖尿病は，①急性発症1型（「第1章-2」），②緩徐進行1型（「第1章-3」），③劇症1型（「第1章-4」）の3つの病型が存在します．では，目の前の1型糖尿病患者さんがどの病型に属するかをどのように診断すればよいでしょうか．3つの病型の診断基準がそれぞれ示されています（「付録-1」参照）ので，該当する病型を探せばよいのですが，ここで少し整理してみましょう．

　図1に示しますように，**まず劇症1型糖尿病の診断基準を満たすかどうか，チェックします．** 劇症1型糖尿病の診断には，発症時の血糖値，HbA1c値，Cペプチド値などのデータが必要です．これらのデータを初診の施設に問い合わせることになります．

　次に，劇症1型糖尿病でなければ，「発症（or診断）後3ヵ月以内にケトーシスあるいはケトアシドーシスがあり，高血糖是正のためにインスリン治療が必要」かどうかをチェックします．**言い換えれば急性発症かどうか，のチェックです．** これが"Yes"，つまり急性発症で，かつ膵島関連自己抗体の存在あるいは空腹時Cペプチド値低下が証明されれば，急性発症1型糖尿病であることが確定します．特に前者の場合は，急性発症1型糖尿病（自己免疫性）となります．急性発症1型糖尿病は基本的に自己免疫異常により膵β細胞が破壊される病態を想定しているわけですが，罹病期間が長い場合など，自己抗体が証明できないこともあります．また，発症時から自己抗体が証明されない場合も，約10％存在します．このような場合でも，空腹時Cペプチド値が低下していれば，急性発症1型糖尿病と診断されます．ただし，空腹時Cペプチド値が低下しておらず，膵島関連自己抗体も陰性であれば，1型以外の糖尿病を考えます．清涼飲料水ケトーシ

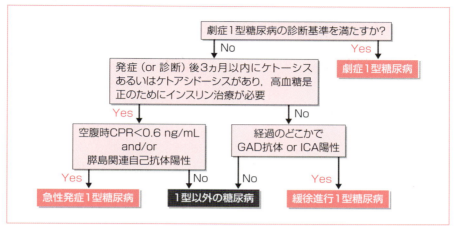

図1　1型糖尿病診断のアルゴリズム
(花房俊昭ほか：座談会 臨床でしばしばみられるGAD抗体陽性糖尿病をどのように考え，扱うのか．Diabetes Strategy Vol.5 No.1：5-18，2015より引用)

スなどがここに該当します．

　先ほどのチェックが"No"であればどうでしょう．この場合は，ゆっくりと発症した1型糖尿病ということで，緩徐進行1型糖尿病を疑います．そこで，**GAD抗体（あるいはICA）をチェックして，緩徐進行1型糖尿病か否かを鑑別します．**自己抗体が陰性である場合は，2型糖尿病などを考え，1型糖尿病とは診断しません．

　このようにして1型糖尿病の病型を鑑別しますが，課題もあります．1つは発症時のデータがないと劇症1型糖尿病の診断を含め，鑑別が難しいことです．それぞれの病型に特異的な診断マーカーの開発が望まれます．

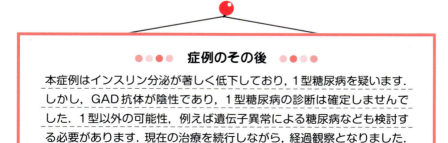

症例のその後

本症例はインスリン分泌が著しく低下しており，1型糖尿病を疑います．しかし，GAD抗体が陰性であり，1型糖尿病の診断は確定しませんでした．1型以外の可能性，例えば遺伝子異常による糖尿病なども検討する必要があります．現在の治療を続行しながら，経過観察となりました．

6 1型糖尿病の急性期にはケトアシドーシスに対する治療を行う

> ●●●● 症例 ●●●●
> 26歳女性．3週間前から体重が5kg減少し，1週間前から徐々に口渇が増悪したため受診した．尿ケトン体強陽性，血糖 401 mg/dL，HbA1c 11.1％，血中Cペプチド 0.4 ng/mL，GAD抗体陽性．動脈血pH 7.25（基準値：7.35〜7.45）．

　1型糖尿病の急性期（発症時）にはケトーシスあるいはケトアシドーシスに陥っていることが多いので，これに対する治療を行います（表1）．もちろん，緩徐進行1型糖尿病ではこの限りではありません．

　ケトアシドーシスの治療はほぼ確立されており，その3本柱は①輸液，②少量持続インスリン補充，③電解質管理です．詳しい方法は成書に譲りますが，脱水が補正されるまで生理食塩水を中心とした輸液を行い，欠乏しているインスリンを少量持続静脈内投与により補います．生理食塩水は500 mL/時を目安に開始し，以後数時間は200〜500 mL/時で投与します．インスリンは速効型インスリンを0.1 U/kg/時の速度で，シリンジポンプなどを用いて静脈内に投与します．わかりやすいように，速効型インスリン50単位を生理食塩水49.5 mLに溶解し，1 mL＝1単位として用います．電解質管理も重要です．当初は，脱水により見かけ上高カリウム血症を呈していますが，体内のカリウムの絶対量は不足しており，インスリンによりカリウムが細胞内に移行することもあって，治療開始後は低カリウム血症をきたしやすくなります．血清カリウム値が5.0 mEq/L以下になればカリウムの補充は必須と考えてよいでしょう．また，アシドーシスは通常輸液とインスリン補充により軽快するので，重炭酸ナトリウム投与は原則として行いません．

　治療開始後，血糖は1時間ごとに測定します．1時間に75〜100 mg/dLの血糖低下を目標としてインスリン投与量を増減し，血糖250〜300 mg/dLを目標にします．この値に到達すれば，生理食塩水を維持輸液（3号液）に切り替え，インスリンも減量します．意識レベルが正常で，経口摂取が可能であれば，輸液を中止して，インスリンは皮下注射に切り替えます．最終的には，血糖150〜

表1　1型糖尿病急性期（ケトアシドーシス）の病態と治療

病態	治療
• 脱水	→ 輸液
• ケトーシス	→ インスリン補充
• アシドーシス	→ ×（原則として不要）
• 電解質異常	→ 電解質補正

200 mg/dLを目標とします．

　現在では，ケトアシドーシスによる死亡原因で最も多いのは，脳浮腫の合併によるものといわれています．これを防止するためには，輸液による浸透圧是正が急激になりすぎないように注意することと，疑わしい症状を認めた際は，速やかに脳浮腫に対する治療を開始することです．

　このように，糖尿病ケトアシドーシスの治療は方法としては確立されていますので，できるだけ早期に診断し，丁寧に，すなわち診察や検査を頻回に行い，治療することが大切です．

　また，**1型糖尿病の初発時以外でも，1型糖尿病治療の誤った中断（食事摂取が不可の場合，検査による絶食時など）は，糖尿病ケトアシドーシスの原因になります．**ケトアシドーシスの頻度としてはむしろこちらのほうが多いといえます．これを防ぐためには，患者さんに1型糖尿病の病態をよく理解してもらうことが大切です．このほか，劇症1型糖尿病の初発時のように，医療者の知識不足により見落としが生じやすい状況もありますので，これについて知っておくことが重要です．

　繰り返しになりますが，ケトアシドーシスは診断が遅れるにつれ，患者さんは重症化します．早期の診断が重要です．

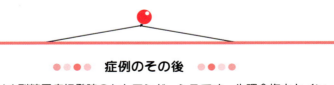

症例のその後

本症例は1型糖尿病初発時のケトアシドーシスです．生理食塩水とインスリン補充を開始しました．

第2章

1型糖尿病患者さんに伝えること

7 診断時に1型糖尿病の病態を理解してもらう

>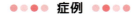
>
> 13歳女性．1型糖尿病，糖尿病ケトーシスと診断され，インスリン治療を開始された．治療により，血糖は正常化した．両親から経口血糖降下薬での治療はできないかと申し入れがあった．

　急性発症1型糖尿病や劇症1型糖尿病の場合，その診断が確定するのは糖尿病ケトーシス（あるいはケトアシドーシス）から回復するころになると思います．1型糖尿病の「病名告知」に際して，私たち医療者が気をつけたほうがよいと思うのは以下のようなことです．

　まず，「1型糖尿病であること」をお話ししなければなりません．現状では，生涯強化インスリン療法を続けていく必要がありますので，医師にとっては，つらいニュースを伝えることに相当します．しかし，**1型糖尿病であることをはっきりと伝え，インスリン治療が必要なことを伝えなければ，実質的に治療がスタートしません．**新たに1型糖尿病を発症された患者さんにとって，糖尿病と言われて思い浮かべるのは2型糖尿病のことです．以後の話で誤解が生じないようにするためにも，1型糖尿病であることを明確に伝えることが大切です（**表1**）．

　では，1型糖尿病とはどのような病気であると説明すればよいでしょうか．私は定義のとおり，インスリン分泌が著しく低下していることをお話しすればよいと思います．それが理解できれば，少なくとも理論的には，強化インスリン療法が必要なことも理解してもらえると思います．また，治療を中断すると発症時に逆戻りしてしまうこと，つまりケトーシスに陥ることも理解してもらえると思います．

　2型糖尿病とは異なることを伝えることは糖尿病の発症に過去の生活習慣は関係ないことを伝えることでもあります．1型糖尿病を発症された患者さんの多くは，「糖尿病」というイメージから，以前の食習慣やそのほかの生活習慣がよくなかったから糖尿病になったと思っている場合が少なくありません．そうではないことをお話しすることは，患者さん自身に原因があって発症したのではないことを伝えることになります．また，世間で流通している糖尿病の情報のうち，2型

表1 診断と一緒に伝えること

- ▶ 1型糖尿病であること
    - ・はっきりと
    - ・2型糖尿病とは異なること
- ▶ インスリン分泌が著しく低下していること
- ▶ 成因は生活習慣とは無関係なこと
- ▶ 遺伝疾患ではないこと

- ▶ 現在では強化インスリン療法が標準治療であること
- ▶ 以前に比べ血糖コントロールのための治療は進歩しており，さらに将来は現在よりも進歩している可能性が高いこと
- ▶ 合併症は治療より予防が勧められること

糖尿病には当てはまっても，1型糖尿病には当てはまらないことが多いことも伝えます．

　もう1つ，遺伝疾患でないこともお話しするようにしています．特に，自分の子どもが1型糖尿病を発症した場合，ご両親は自責の念を持たれていることが多いように思います．遺伝疾患ではないことをお話しし，1型糖尿病に立ち向かうパートナーになってもらうことが大切だと思います．

●●●●● **症例のその後** ●●●●●

本症例はまず上記のようなことをご両親にお話しし，1型糖尿病の病態について理解してもらいました（次項に続く）．

8 現在の標準治療と今後の見通しを診断時に患者さんに伝える

> ●●●● 症例 ●●●●
> 13歳女性．1型糖尿病，糖尿病ケトーシスと診断され，インスリン治療を開始された．治療により，血糖は正常化した．疼痛を伴うSMBG（血糖自己測定）は中止できないかと申し入れがあった．

　1型糖尿病であることやその病態についてお話ししたら，次は治療についてお話しすることになります．現在では，**1型糖尿病は強化インスリン療法が標準治療ですので，まずそのことをお話しします．**つまり，1日3回以上のインスリン皮下注射（＝インスリン頻回注射法（multiple daily injection, MDI））あるいは持続皮下インスリン注入療法（continuous subcutaneous insulin infusion, CSII）によりインスリンを投与すること，血糖自己測定（self-monitoring of blood glucose, SMBG）により得られたデータから（医師と相談しながら）インスリン投与量を患者さん自ら調節すること，が標準的な治療であることをお話しします．もちろん，後述するように，すべての患者さんに一律にこのような治療法を押し付けるわけではないのですが，「何が標準か」ということは最初にお話ししておいたほうがわかりやすいと思います．

　次にお話しすることは，以前に比べ血糖コントロールのための治療方法は進歩しており，さらに将来は現在よりは進歩している可能性が高いことです．現状のような手のかかる（と慣れるまではすべての患者さんがそう感じると思います）治療が，より簡便化されていく方向にあることは，患者さんに希望を持ってもらうことにもつながるので，ぜひお話ししたいことです．ペン型注射器の普及やCSIIに用いるインスリン注入ポンプの改良，SMBG機器の進歩などを例にあげて，これからも同様の改良が進んでいく見通しであることをお話しします．**そして，いつかは移植や再生療法といった新しい治療が普及する可能性についても，話すようにしています．**例えば，**図1**は30年以上前に使用されていたSMBG機器ですが，途中でセンサーの「拭き取り」という作業が必要で，誤差の多いものでした．また，自己注射の注射器を煮沸消毒していた時代もありました．

　最後に，だからといって現状の治療の一部を省略してもよいわけではないこと

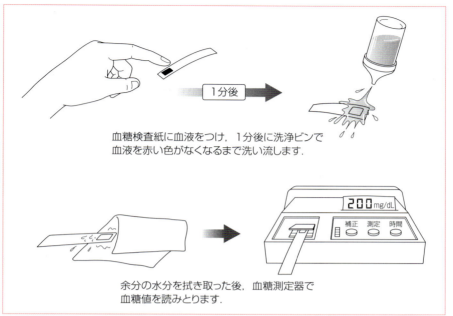

図1　1984年刊行の書籍における血糖測定器の解説
「拭き取り」の手順が示されている.

(板倉光夫:糖尿病テキスト,南江堂,東京,47頁,1984より引用)

も説明します.合併症はどんなに治療が進歩しても,進行してから治療するより血糖値をコントロールして発症を予防することが勧められます.現在ベストと考えられている治療を行いながら,血糖コントロールや合併症治療が将来進歩した際に,その恩恵を最大限受けられるようにしましょうと,説明しています.

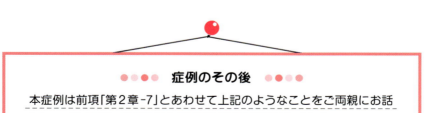

症例のその後

本症例は前項「第2章-7」とあわせて上記のようなことをご両親にお話しし,インスリン自己注射とSMBGの練習を開始しました.

9 １型糖尿病であることを告げられた際，いくつかの過程を経てそれを受容する

> ●●●● 症例 ●●●●
> 39歳男性．１型糖尿病を発症し入院治療を受けた．退院後初回外来で，SMBG（血糖自己測定）のノートを持参せず，カーボカウントも行っていないとのこと．「どうして私が１型糖尿病になってしまったのでしょう」との発言あり．

　１型糖尿病であることやその治療についてお話しした際，患者さんはどのような反応を示されたでしょうか．おそらく患者さんによってもご家族によってもその反応は千差万別だったと思います．

　キューブラー・ロスは死を宣告された時，それを受容するプロセスとして，「ちがう」と思う「否認」，「なぜ自分が」という「怒り」，「ほかは改めるから」という「取引」，「絶望感」からくる「抑うつ」といった段階を経て，死を受容するに至ることを述べています（表1）．１型糖尿病の受容と死の受容を同列に扱うのは穏当ではありませんが，患者さんの多くは１型糖尿病を受容するに際し，これに似たような心理的過程をたどると思われます．ただし，一直線にこのような過程をたどる患者さんもいらっしゃいますが，行ったり来たりを繰り返しながら１型糖尿病であることを受容していく患者さんが多いのではないでしょうか．

　今日の１型糖尿病治療は，前述したように，インスリン自己注射やSMBGといった患者さんが主体的に（あるいは能動的に）治療にかかわることが標準とされています．後述するカーボカウントもその１つと位置づけられます．しかし，このような主体的な治療が有効なのは，程度の差こそあれ，患者さん自身が，自分は１型糖尿病患者であることを受容していることが必須であるように思います．そうではない患者さんに主体的，能動的な治療を勧めるのは，心理面の負担を増加させ，かえってコントロールを悪くするばかりか，受容の過程を後戻りさせるように思います．また，同じ患者さんでも受容の過程を行ったり来たりするわけですから，「否認」や「怒り」のモードに陥ったときに，主体的な治療を勧めるのは，やはりマイナスに働くのではないかと思います．

　では，どのようにすればよいのでしょう．まず，治療法の習得は段階をおって

表1 受容のプロセス
- 第1段階：否認「ちがう」
- 第2段階：怒り「なぜ自分が」
- 第3段階：取引「ほかは改めるから」
- 第4段階：抑うつ「絶望感」
   ↓
- 第5段階：受容

（エリザベス・キューブラー・ロス：死ぬ瞬間―死とその過程について．読売新聞社，東京，1998）

進めていくことが大切だと思います．1型糖尿病の治療は，極論すれば，インスリン注射を続けることにつきると思います．SMBGもカーボカウントもそのほかのどんな治療も，インスリン補充より重要ではないと思います．入院期間いっぱいを利用して，疾患を受け入れてもらいながら，一歩一歩治療を進めていくようにしています．場合によっては，インスリン注射手技など最低限の治療法をマスターすれば，後は外来で進めることもあります．

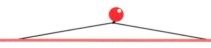

●●●● 症例のその後 ●●●●

本症例も，まずは退院後きちんとインスリン治療を継続できたことを肯定し，できる範囲で血糖自己測定の回数を増やしてみてはどうかと提案しました．それがある程度達成できれば，カーボカウントの話をする予定にしています．

10 疾患受容の過程は一直線ではないことに留意して治療を続ける

> ●●●● **症例** ●●●●
> 39歳男性．18歳時より1型糖尿病にて治療中．HbA1c 8.5％．前回の外来で持効型溶解インスリンの増量を勧めたが，「そのせいでかえってHbA1cが悪化した」と外来で声を荒げている．

　患者さんの1型糖尿病受容状況は常に変化しているといっても過言ではありません． 発症時の疾患受容が比較的順調であった場合でも，1年後にそれを否定するようなことも生じることがあります．医療者はこのことを認識し，治療に反映させるべきです．

　例えば，「治療法がよくない」「医師の指示通りにしているのに血糖コントロールがうまくいかない」と患者さんに言われることがあります．確かに，こちらの提示した治療がよくなかったのかもしれません．しかしこのような場合，疾患の受容過程が逆向きに進んでいる可能性も頭に入れておいたほうがよいと思います．疾患が受容できないことの表現として，このような発言につながっている場合です．

　では，どうすればよいでしょうか．**患者さんの受容状態に常に気を配り，提示する，あるいは推奨する治療法を微調整することが大切だと思います．** 自己測定の血糖値から，インスリン注射の増量を主治医が提案したとしましょう．1型糖尿病のことを受容されている患者さんにとっては，さほど受け入れるのが難しい提案ではないと思います．しかし，1型糖尿病のことを受容できていない患者さんは，インスリンの増量を病態の悪化と結びつけて考えるかもしれません．そのような場合には，インスリンの増量が最適の治療であると思っても，もう少しの期間，受容の過程が逆に進まないように，現状の治療を続けるという選択も考える必要があると思います．

　加えて，**治療法の提示や推奨は，「弱く」行い，常に「撤退」の準備をしておくことも重要だと思います．** そうすれば，患者さんの心理的負担をできるだけ小さくすることができ，結果的に治療がうまくいくのではないでしょうか．医師が知らないできごとが患者さんに生じて，コントロールがうまくいかなくなっていることもあります．例えば，インスリンの増量を指示した場合でも，いつでも増量し

たインスリン量を患者さんの判断で元に戻せることを付け加えるようにします．治療の変化は，小さなものであっても現状維持よりは患者さんに負担を強いることが多いですので，次も改善しなければ治療を少し変える，あるいは今回提案するが実施は次回以降にする，といった緩やかな方法がうまくいく場合もあると思います．

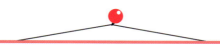

症例のその後

この患者さんもよく聞くと，自分の糖尿病はもしかして治癒するのではないか，と思っていることを話してくれました．そのため，インスリンを何とか減量したいと考えており，指示通りの増量をしなかった結果，HbA1cがさらに上昇したことがわかりました．

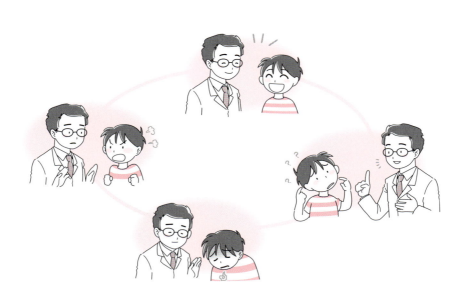

11 血糖だけでなく患者さんをみる

> ●●●● **症例** ●●●●
> 51歳女性．29歳発症の1型糖尿病．発症前に分娩2回．HbA1c 7.3%，単純網膜症（SDR），腎症2期．心電図，胸部X線：異常なし．頸動脈内膜中膜厚（IMT）max 1.0 mm．足関節上腕血圧比（ABI）：1.11/1.24

　ほとんどの内科医の場合，外来で1型糖尿病患者さんだけを診察しているのではなく，数多くの2型糖尿病患者さんに加えて，1型糖尿病患者さんを診察していると思います．毎日の外来はたくさんの患者さんが通院しています．電子カルテの導入も，仕事量の増加に拍車をかけているように思います．

　そのような外来で1型糖尿病患者さんを診察していると（何も1型糖尿病患者さんに限ったわけではないですが），つい話題は糖尿病のことだけになってしまいます．もちろん，検査したHbA1cの値については説明しないといけません．低血糖の状況も聞かないといけません．毎回ではないですが，網膜症はどうなっているか，尿アルブミンのデータはどうか，アキレス腱反射や振動覚も検査する必要があります．頸動脈の肥厚度も気になります．そうしていると診察時間はあっという間に過ぎていきます．次の外来の予約をとって，インスリンが何本必要かを聞いて処方箋を入力し，注射針や血糖測定チップや穿刺針もオーダーしないといけません．次回の血液・尿検査のオーダーも必要です．

　しかし，当たり前のことですが，患者さんはHbA1cや低血糖，網膜症や腎症や神経障害，頸動脈肥厚度，インスリンの本数や注射針，血糖測定チップや穿刺針のことを話すためだけに外来に来ているわけではありません． 1ヵ月間のあるいは2ヵ月間の生活があって，いやもっと長い人生があって，そうして縁あって自分の外来に来てくれているわけです．言葉にすれば当然のことなのですが，日々の外来診療ではついそのようなことは二の次になることがあります．「血糖ではなく，患者さんをみる」ためにはどうすればよいのでしょうか．答えが見つかったわけではないのですが，**最近の外来ではなるべく「余分な話」をしようと心がけています．** このように書くこと自体，著者のコミュニケーション能力不足を

示しているようですが，自分がHbA1cや低血糖や網膜症や……以外の患者さんのことにも興味がありますということが伝えられればと思っています．

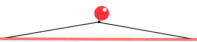

> ●●●● **症例のその後** ●●●●
>
> 本症例はコントロール良好ですが，患者さん本人の気がつかない低血糖の前駆症状を娘さんが教えてくれるそうです．子育ては大変だったけど，今は助けられていますとのことでした．

コラム③　糖尿病網膜症・糖尿病腎症とその病期

- **糖尿病網膜症**：糖尿病に特有の合併症です．①正常，②単純網膜症（simple diabetic retinopathy，SDR），③増殖前網膜症（preproliferative diabetic retinopathy，PrePDR），④増殖網膜症（proliferative diabetic retinopathy，PDR）の4つの病期に分類されます．単純網膜症は，点状出血などの軽微な異常を伴う時期です．さらに進んで網膜に新生血管が生じ，硝子体出血や網膜剥離のリスクが高まるのが増殖前網膜症の時期であり，この時期に汎網膜光凝固療法を行うことにより失明を予防します．
- **糖尿病腎症**：糖尿病網膜症と同じく代表的な糖尿病合併症です．一般的には糖尿病発症後5年以上の経過で進行し，末期には腎不全に至り，腎代替療法が必要になります．病期は1期～5期に分かれており，アルブミン尿の程度と血清クレアチンと年齢・性別から計算したeGFR（糸球体濾過率）により分類されます．第1期は正常，第2期には微量アルブミン尿（30～300 mg/g・Cr）が陽性となり，顕性蛋白尿が陽性になれば第3期になります．さらにeGFRが30 mL/min/1.73 m²未満になれば第4期（腎不全期）となり，透析療法が開始になれば第5期に分類されます．

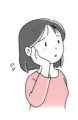
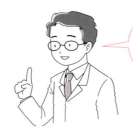

HbA1c，低血糖，網膜症，腎症，神経障害，頸動脈肥厚度．．．．

コラム④　患者さんを褒める時は結果ではなく過程を褒める

　最近の医学教育の成果なのか，昔のように患者さんを外来で叱り飛ばすような医師はほとんど見かけなくなりました．糖尿病の分野においては特にそれがはっきりしています．褒めることで患者さんのやる気を引き出し，主要アウトカムである血糖コントロールの改善につながることは，日々の外来で実感できることもあり，患者さんを褒めることは，見慣れた光景になりました．もちろん，これはよいことだと思いますし，特に2型糖尿病の治療においては，患者さんの治療からのドロップアウトを防ぐ意味で，大切なことだと思います．1人の患者さんを叱る時間とエネルギーがあれば，3人の患者さんを褒めることができますし，結果もついてくるとなれば，皆がこの方法を用いるのもうなずけます．

　私も同じようにできるだけ患者さんを褒めて，気持ちよく治療を続けてほしいと思いながら，外来を行っています．褒めることで1つだけ気をつけていることは，結果ではなく，過程や努力や行為を褒めるようにしていることです．血糖コントロールはよくなることもありますが，悪くなることもあります．結果ばかりを褒めていると，ある日褒めることがなくなることになりかねません．それに比べ，過程や努力はずっと褒める続けることができますし，たとえ短期間で結果がついてこなくても，長い目で見れば過程や努力が大切ということは間違いないと思います．そのようにすれば，たとえHbA1cが上昇しても，楽しい外来の時間をつくれると思います．

第3章

インスリン療法の基本と実践

第3章 インスリン療法の基本と実践

12 健常者のインスリン分泌を基礎分泌と追加分泌に分けて考える

> ●●●● 症例 ●●●●
> 44歳男性．人間ドックを受診したところ，BMI 24.2，空腹時血糖88 mg/dL，血中インスリン3.2 μU/mLであったため，インスリノーマを疑われ紹介された．低血糖症状を経験したことはない．

　1型糖尿病は絶対的インスリン欠乏に至る糖尿病であることは繰り返し述べてきました．では，健常者のインスリン分泌はどのようになっているのでしょうか．復習してみましょう（図1）．

　食事や間食を摂取すると血糖が上昇します．するとβ細胞はそれを感知してインスリン分泌が上昇します．そして，血糖が下がるとインスリン分泌も低下します．これは「追加インスリン分泌」あるいは「追加分泌」といい，1日3回食事すれば3回の追加分泌が生じますし，4回食事をすれば4回の追加分泌が生じます．

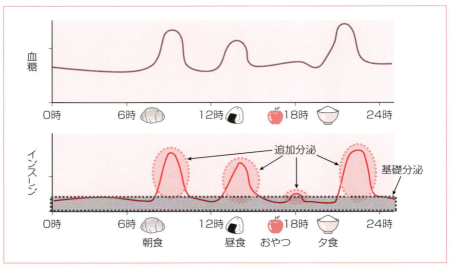

図1　健常者の血糖と血中インスリン

食事の摂取量が少なく，少ししか血糖が上昇しない場合は，追加分泌も少しですし，多量の食事を摂取すれば，多量のインスリンが追加分泌されます．

　一方，全く食事をしなくても，インスリンは常に少量分泌されています．早朝空腹時に血中インスリン濃度を測定しても，ゼロではなく，値はさまざまですが，正常血糖を保つために血中インスリン濃度が維持されていることがわかります．空腹時でもインスリンが分泌されているのは，食事をとらなくても，肝では糖新生が生じており，それによる血糖上昇に対応する必要があるからです．**この夜間や絶食時に少量分泌されているインスリンのことを「基礎インスリン分泌」あるいは「基礎分泌」といいます．**

　上記の「追加分泌」と「基礎分泌」をあわせたものが，「血中インスリン」として測定されます．もちろん，「追加分泌」と「基礎分泌」といっても分泌されるインスリンは同じもので，便宜的にこのように考えると理解しやすいということです．

　ところが，1型糖尿病患者さんではβ細胞が破壊されてしまうわけですから，「追加分泌」と「基礎分泌」の両方がなくなってしまいます．そこで，インスリン注射によりこれらを補うことが必要になります．

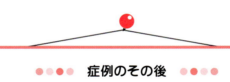

●●●●　**症例のその後**　●●●●

本症例は血糖 88 mg/dL と正常で，低血糖症状もなく，血中インスリン濃度も正常です．インスリノーマではなく，インスリンの基礎分泌を示しているものと考えられます．

第3章 インスリン療法の基本と実践

インスリン頻回注射法により
インスリンを補充する

●●●● 症例 ●●●●

18歳男性．4年前に検尿をきっかけに1型糖尿病と診断された．混合型インスリンを1日2回注射してコントロールをしていたが，最近HbA1cは10％以上になっている．血中Cペプチド0.1 ng/mL．

　「追加分泌」と「基礎分泌」の両方がなくなった1型糖尿病患者さんへのインスリン補充は，健常者のインスリン分泌をどのようにして模倣するかということに置き換えられます．その方法は2つに大別できます．

　1つは皮下に針を留置して常時インスリンを注入し，その注入速度を変えることで健常者のインスリン分泌を模倣し，血糖をコントロールするという考え方です．これはCSII（持続皮下インスリン注入）療法につながる考え方で，後述します．もう1つは現在発売されている長短さまざまな作用時間を持つインスリンを1日に複数回注射することにより，健常者のインスリン分泌を模倣するという考え方です．インスリン頻回注射法（MDI）といい，現在日本ではこちらの治療が主流です．

　インスリン頻回注射法に使用するインスリン製剤にも歴史的な変遷があるのですが，現在では「追加分泌」と「基礎分泌」をそれぞれ別のインスリン製剤が担当する方法が行われています．そして，前者をボーラス（bolus）注射，後者をベーサル（basal）注射といい，このような治療法をbasal-bolus療法といいます（図1）．

　食後の「追加分泌」の補償には，主に超速効型インスリンが用いられ，「基礎分泌」の補償には持効型溶解インスリンが用いられます．具体的には毎食前に（＝通常1日3回）超速効型インスリンを注射し，朝食前や眠前に（1日1回ないし2回）持効型溶解インスリンを注射します．この超速効型インスリンや持効型溶解インスリンは，遺伝子工学を用いてもともとのインスリンの構造を一部改変して作成されています．このような製剤は一般的に「インスリンアナログ」といわれています．

　超速効型インスリンが発売される前は，食前に速効型インスリンを，眠前に中

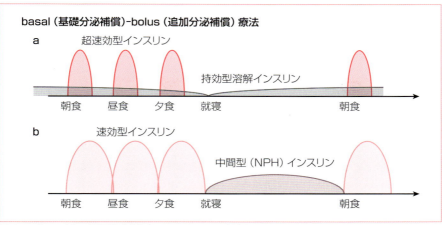

図1 インスリン頻回注射法（basal-bolus療法）
a 超速効型インスリンと持効型溶解インスリンを用いたbasal-bolus療法
b 速効型インスリンと中間型インスリンを用いたbasal-bolus療法

間型インスリンを注射する方法がよく用いられていました．この場合，食前に注射する速効型インスリンが，「基礎インスリン」の役割の一部を担っていたことになります．

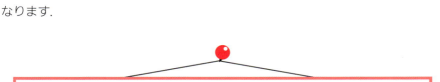

●●●● **症例のその後** ●●●●

本症例では当初内因性インスリン分泌が残存しており，1日2回のインスリン注射でも血糖コントロールが可能だったと考えられますが，次第にインスリン分泌能が枯渇したので，インスリン頻回注射法に切り替えました．血糖コントロールが改善しただけでなく，生活の自由度も増加し，患者さんも満足しています．

14 インスリン製剤は作用持続時間により用途が異なる

> ●●●● **症例** ●●●●
>
> 20歳女性．10歳時より1型糖尿病で強化インスリン療法により治療中である．プレフィルド製剤とペン型注射器を使用しているが，カートリッジ製剤について聞きたいと言われた．

　インスリン製剤が開発されて100年近くがたちます．現在では多種多様なインスリン製剤が発売されていますが，インスリン製剤は作用持続時間の短いものから，超速効型インスリン，速効型インスリン，中間型(NPH)インスリン，持効型溶解インスリンに分類されます(図1)．また，これ以外に2種類のインスリン製剤を混合した混合型インスリンがあります．

　超速効型インスリンの血糖低下作用は，注射して約15分で始まり，約1時間でピークになり，約4時間後まで持続するといわれています．また，速効型インスリンの血糖低下作用は，注射して約30分で始まり，約2時間でピークになり，約6時間後まで持続するといわれています．この2つのインスリンは前述したbasal-bolus療法(基礎分泌補償＋追加分泌補償療法)ではbolus(追加分泌補償)投与するインスリン製剤として使用されます．つまり，食後の血糖上昇をカバーするインスリン製剤です．速効型インスリンはメーカーが違っても同じ構造ですが，超速効型インスリンは製造メーカーにより構造に違いがあり，効果の始まりやピークの時間に多少違いがある可能性があります．しかし，実際には注射する部位の局所の影響(硬結の有無など)が強く，メーカー間の製剤の違いを実感する場面は少ないように思います．

　中間型インスリンの効果は注射して約2時間で始まり，約8時間でピークになり，約18時間後まで持続するといわれています．速効型インスリンに硫酸プロタミン緩衝液を添加して製造されるインスリンです．比較的古くから販売されており，basal-bolus療法ではbasal(基礎分泌補償)投与するインスリン製剤として使用されてきました．しかし，効果のピークがあるために低血糖を起こしやすく，basal投与するインスリンとしては現在では使われなくなってきています．

　持効型溶解インスリンの効果は注射して約1時間で始まり，はっきりとした

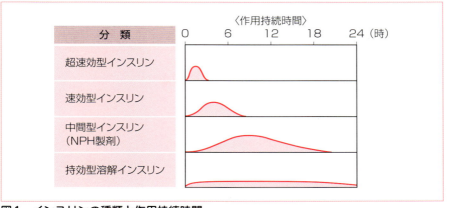

図1 インスリンの種類と作用持続時間

ピークはなく，約1日間持続するといわれています．インスリンデテミル，インスリングラルギン，インスリンデグルデクの3種類があり，作用持続時間は後者ほど長く，実際には，デテミルは原則として1日2回注射，グラルギンは1日1回でコントロールがよくなければ1日2回を考慮し（その場合は約12時間ごとに注射），デグルデクは1日1回注射で使用されます．3つのうちFDAのカテゴリーBに属するのはデテミルだけ，というのも注意が必要です（詳しくは「第8章-36」参照）．

　もう1つ，**同じインスリン製剤でもカートリッジ製剤とプレフィルド製剤があります．**後者ではペン型注射器自体がディスポーザブルになります．前者は詰め替えの手間があり，覚えることがたくさんある治療開始初期には，つい簡便な後者を勧めがちですが，1本当たりの価格は前者がずっと安価ですので，患者さんと相談して，途中で前者に切り替えることも考えてみてはどうでしょうか．

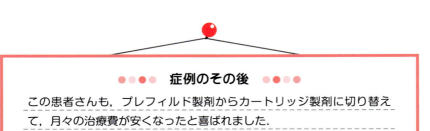

●●●●　**症例のその後**　●●●●

この患者さんも，プレフィルド製剤からカートリッジ製剤に切り替えて，月々の治療費が安くなったと喜ばれました．

15 SMBGは血糖管理の最も重要な手段である

> ●●●● 症例 ●●●●
>
> 19歳女性．5歳時より1型糖尿病にて治療中．インスリン頻回注射法を行っているが，血糖は朝食前しか測定していない．HbA1cは9％前後で経過している．久しぶりに受診した眼科で，眼底の点状出血を指摘された．

　SMBG（血糖自己測定）は，良好な血糖自己管理にはなくてはならない方法です．指先（ほかの部位でも可）を専用の穿刺器で穿刺し，少量の血液を使い捨てのセンサーに吸引させ，血糖を測定する，という手順はほぼ共通ですが，測定器や穿刺器具はさまざまなものが入手可能で，患者さんの希望にそったものを使用できます（図1）．測定原理としては，電極法と比色法に大別されます．最近の機種は測定誤差も小さくなりましたが，それでも数％はあると思います．ちなみに，検査室ではヘキソキナーゼUV法で測定されるのが普通で，こちらが血糖測定のスタンダードです．また，SMBGでは，十分な量の血液で測定することなど，開始時には使用法の指導は欠かせません．

　では，**SMBGで，いつ血糖を測定すればよいでしょうか．まず測定するのは毎食前と眠前です**．以前より使用されているインスリン注射量を決定するアルゴリズムにおいてもカーボカウントにおいても，食前の血糖値が最も重要なデータです．毎食前と眠前で1日4回，それに，低血糖時，低血糖からの回復時，血糖が高そうな時，食後2時間，午前3時などを加えて，**平均1日5〜6回の測定が標準的だと思います**．もちろん，シックデイなど数多く測定する日もありますし，4回で済ます日もあると思います．

　血糖値は測定しないとわかりません．測定前に自分の血糖値を予測することは大切ですが，実際に最低限の測定は欠かせないと思います．血糖コントロールをよくしようと思えば，測定値に基づくインスリン注射量の調節は必須です．つまり，まずSMBGを見直すことが必要だと思います．

　また，穿刺部位は血液が出やすく，測定誤差の出にくい指先が一般的ですが，痛みが強いのも事実です．手掌であれば測定誤差は少ないという報告もあります

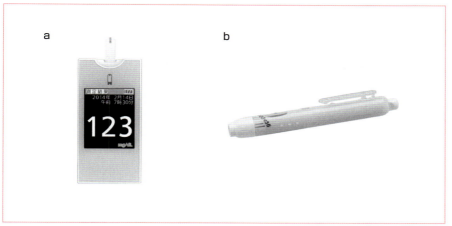

図1　SMBGに用いる血糖測定器(a)と穿刺器(b)の例

ので，試してみてもよいと思います．以前は，血糖測定に今より多量の血液が必要で，血液が足りないと血糖値に誤差が出やすかったりしましたが，現在の機器は少量の血液で測定できるように改良が進んでいます．

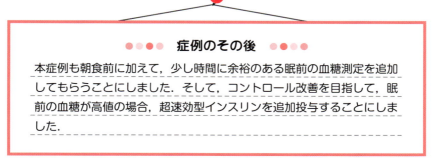

●●●●　**症例のその後**　●●●●

本症例も朝食前に加えて，少し時間に余裕のある眠前の血糖測定を追加してもらうことにしました．そして，コントロール改善を目指して，眠前の血糖が高値の場合，超速効型インスリンを追加投与することにしました．

第3章　インスリン療法の基本と実践

16 血糖管理にはSMBGのデータを最大限活用する

●●●●　症例　●●●●

21歳男性．11歳時より1型糖尿病にて治療中．HbA1c 7.6％．SMBG（血糖自己測定）の機器を交換したところ，血糖記録用紙を外来に持ってこなくなった．機器のメモリに入っているから，過去のデータを知りたい時はそれでわかると言う．

　どんなにSMBGの器具が進歩したといっても，またどんなに患者さんが測定に慣れたとしても，穿刺時の痛みが軽減されるわけではありません．医療者はそのことを認識し，患者さんがせっかく痛い思いをして得たデータを無駄にすることなく活用しなければなりません．

　そのためにはどうすればよいでしょうか．**まず患者さんが書いてきてくれた1ヵ月あるいは2ヵ月分のSMBGのデータは，診察の際，多少時間がかかっても全部に目を通すことが大切だと思います．**そのほか，私が外来でSMBGのデータを見る際に，心がけていること，患者さんにお願いしていることは表1に示すようなことです．

　まず，データは昔ながらの表（図1）に手書きで記入してもらっています．現在では測定器のメモリーなどが発達していますが，少し時間をかけて測定したデータがどういう意味を持つのか，なぜそのような値が出たのか，**患者さんにも考えてもらうために，記入する時間をとってもらっています．**もちろん整理しやすいように，エクセルなどで自作の表を作ってもらってもよいと思います．

　なぜ，この昔ながらの血糖記録用紙が優れているのかというと，それは日差，つまり同じ時間帯の別の日のデータが一目でわかるからです．表でいえば，「横の変化」ではなく，「縦の変化」を見ることになります．そうすることにより，血糖変動の大きな流れ，パターンをつかむことができます．

　次に，**血糖記録用紙には「備考欄」や余白がありますので，ここに気づいたことを何でも書いてもらうようにしています．**「風邪をひいた」は重要な情報ですし，「宴会があった」もそうです．カーボカウントをしている患者さんなら，摂取した炭水化物量と実際に注射したインスリン量を書いてもらってもよいと思います．

表1 SMBGのデータを見る時に心がけていること

- ▶ 全部見る
- ▶ 縦に見る
- ▶ 一緒に見る
- ▶ 何でも書いてもらう

図1　患者さんが記入したSMBG記録の例

そのような記載から，ちょっとしたアドバイスをすることができますし，注意すべき血糖変動，（治療方針の決定には）無視してもよい血糖変動などがわかります．

そして外来では，この**血糖記録用紙を患者さんと一緒に見るようにしています**．上記のようないろいろなイベントも，その時インスリンをどのような考え方で調節するかも，食事をどのように考えるかも，運動した後どのように血糖が低下するのかも，生理の時にどのような血糖変動をするのかも，すべて医療者と患者さんが共有すべき大切な情報です．SMBGの記録用紙にはそれが凝縮されています．これを活用しない手はないと思います．

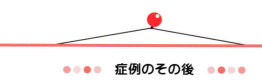

●●●● **症例のその後** ●●●●

本症例も血糖記録用紙に記録を書いてもらうようにしました．血糖管理以外のコミュニケーションにも有用だと思います．

第3章　インスリン療法の基本と実践

17 CGMを用いると72時間以上連続して血糖が測定できる

> **症例**
> 19歳女性．1型糖尿病にて通院中．インスリン頻回注射法にてHbA1c 6.5％前後と良好な値を維持している．時々早朝空腹時の低血糖を認めるが，特に自覚症状はない．

　従来，1型糖尿病では，主に毎食前と眠前にSMBG（血糖自己測定）を行い，投与するインスリン量の調節のための最も重要なデータとして活用してきました．もちろん，食後や場合によっては夜間にもSMBGを行い，そのデータをインスリン量調節の参考にしてきました．しかし，特に夜間は測定の大変さもあって，測定頻度は食前に比べて少なく，「参考」データとして扱っていたように思います．

　ところが最近，CGM（continuous glucose monitoring，連続グルコース・モニタリング）というシステムが開発され，血糖の72時間以上の連続測定が容易に行えるようになりました（CGMをインスリンポンプと一緒に用いるSAP（sensor augmented pump）療法については「第4章-24」参照．現行のCGM（iPro2という機種のみが発売中，図1）においては，皮下にセンサーを留置し，皮下の体液のグルコース濃度を測定します．測定は酵素法によるもので，

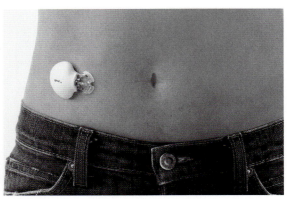

図1　iPro2
（提供：日本メドトロニック）

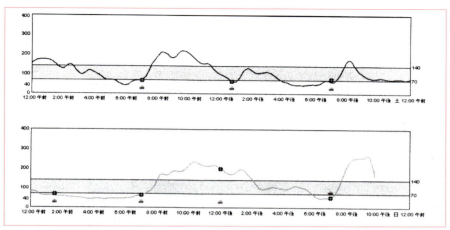

図2　CGMの結果

1分ごとに間質液中のグルコール濃度を測定し，5分ごとの平均値を記録するシステムになっています（図2）．実際に使ってみますと，血糖変動の把握には十分と思われます．しかし，前述したように血糖値との乖離が生じるため，1日4回程度のSMBG値を用いたキャリブレーション（校正）が必要です．また，血糖のデータは一旦機器に記憶されるもので，リアルタイムで表示されるものではありません．このことから，professional CGMと呼ばれることもあります．これに対し，時計で時刻を見るように血糖が表示されるreal time CGMというシステムもあるのですが，残念ながら日本では検査機器としては導入されていません（2016年3月現在）．

　SMBGでのキャリブレーションが必要ということからもわかるように，SMBGでの血糖値に比べて，誤差があるのはやむを得ないのですが，CGMを用いることで，今までにわからなかったこと，あるいはわかっていても実感できなかったことが，捉えられるようになりました．

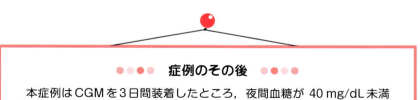

●●●●　**症例のその後**　●●●●

本症例はCGMを3日間装着したところ，夜間血糖が 40 mg/dL 未満となる日が2日間あることがわかりました．

18 CGMを用いると夜間や食後の血糖が容易に測定できる

> **●●●● 症例 ●●●●**
> 19歳女性．1型糖尿病にて通院中．早朝空腹時の低血糖を認め，CGMを3日間装着したところ，夜間血糖が 40 mg/dL 未満となる日が2日間あった．現在はbasal補充のインスリンとしてインスリンデグルデクを朝食前に10単位注射している．

　CGMを用いることで，今までにわからなかったこと，あるいはわかっていても実感できなかったことが，捉えられるようになりました．特に強調したいのは夜間血糖変動と食後の血糖変動です．

　夜間の血糖変動は，従来患者さんに夜中に起きてもらって測定する以外に方法がありませんでしたので，入院中などを除いてあまり測定されていませんでした．CGMをつけてみると，夜間に低血糖をきたしている患者さんが非常に多いことがわかりました（図1）．特に今までHbA1cが7％未満で血糖コントロールが良好であると思っていた患者さんに夜間低血糖が多く，目が覚めることなく過ごされていたので，患者さんも主治医も気がついていなかった，ということが多々ありました．夜間の低血糖はbasal（基礎分泌補償）のインスリン投与量を調節すれば防ぐことができますので，夜間の血糖値のデータはその設定に非常に有用といえます．

　食後の血糖変動もCGMを使えば一目瞭然です．食前と次の食前が良好な血糖値であっても，食後血糖が300 mg/dLを超えて上昇している場合もあれば，200 mg/dL以内である場合もあることがわかります．こちらのほうは以前から，食後にも血糖を測定するように指導する場合も多かったせいか，夜間低血糖ほど驚くべき結果ではありませんでしたが，それでもグラフを目の当たりにすると「食後高血糖」の実態がよくわかりました．食後の急峻な血糖上昇に対処するには，例えば超速効型インスリンであっても食前のインスリン注射を15分程度前に行うといった方策やα-グルコシダーゼ阻害薬を併用するといった方策が考えられますし，摂取する炭水化物の種類に配慮する必要があるかもしれません．いずれにせよ，今後の臨床での課題の1つだと思います．

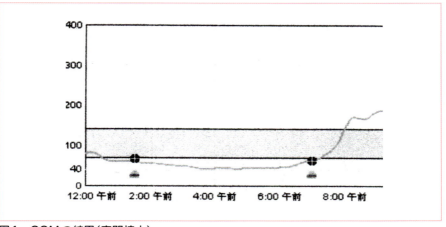

図1 CGMの結果（夜間拡大）

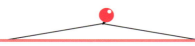

症例のその後

本症例は3日中2日夜間低血糖を認めていたため，インスリン頻回注射法のbasalに相当するインスリンデグルデクを10単位から，8単位に減量しました．その結果，夜間の低血糖はなくなりました．

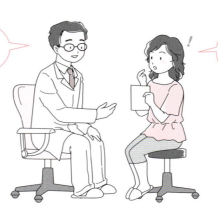

19 CGMにより血糖コントロール不良例が評価できる

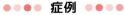

症例

19歳男性．1型糖尿病にて通院中．CGMを3日間装着したところ，早朝空腹時血糖値は58 mg/dL，166 mg/dL，295 mg/dLと著しい差を認めたが，夜間の血糖変動はなくほぼ一定の値であった．

　前項「第3章-18」に加えて，CGMの結果を見ていると，血糖コントロールが難しいと思っていた患者さんには，日々の血糖変動が全くバラバラである場合（図1）と，暁現象や食後高血糖といった血糖の上下変動が激しいものの毎日の変化は似ている場合（図2）の2つのパターンがあるように思います．2型糖尿病の患者さんのCGMの結果を見ると，HbA1cが8％を超えるようなコントロール不良の患者さんでも日々の変動パターンは一定であることが多いと思います．したがって，このような現象は内因性インスリンによる血糖調節機能がどの程度残存しているかによるのではないかと思っています．

　血糖コントロールが不良でも後者のように決まったパターンの変動を示す場合は，それに合わせた対策を講じることができます．例えば，暁現象が著しく，早朝に血糖が上昇する場合には，朝食をとる時間を早くしてもらい，朝食前のインスリンを早めに注射するとか，CSII（持続皮下インスリン注入）療法を導入して，早朝のbasalインスリンの投与量を増やすといった方法です．

　一方，よりコントロールが難しいのは前者のように日々異なる血糖変動を示す場合だと思います．この場合は，インスリン注射部位や手技といった基本的な治療をまず見直すようにしています．その結果，例えば腹部に硬結があるといった不安定さの要因が見つかることもあります．それらに問題がない場合は，食事内容や摂取時刻，運動量とその内容など生活の状態を詳しく聞いてみます．変動の大きい方では日々の生活パターンが著しく異なる場合が多く，それぞれのパターンに合うようにインスリン量の調節方法を細かく指導するというのが1つの解決策だと思います．もう1つの方法は，生活のパターンを決まったものに近づけてもらい，それに合ったインスリン投与の方法を考えるというものです．インスリン投与方法の変更だけでは解決しない問題もあると思いますので，生活を見直す

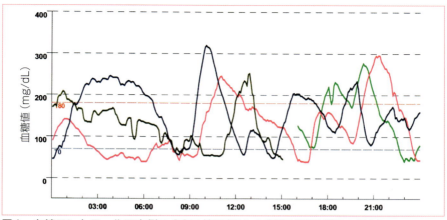

図1 血糖コントロール不良例のCGM結果（日々の変動がバラバラの場合）

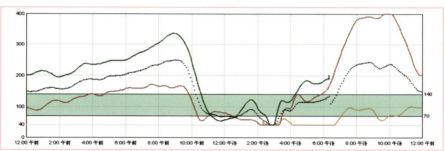

図2 血糖コントロール不良例のCGM結果（血糖の上下変動が激しいが，毎日の変化は似ている場合）

のも大切だと思います．それは決してQOLを下げることにつながるものではないと思います．

●●●● 症例のその後 ●●●●

本症例は早朝空腹時血糖の日差が大きいものの夜間の血糖変動は安定していたので，眠前に血糖を測定し，高値であれば超速効型インスリンを少量（1～2単位）投与する方法を導入しました．その結果，早朝空腹時血糖値は60～160 mg/dLの範囲になりました．

第3章　インスリン療法の基本と実践

20 シックデイでもインスリン注射は中止しない

> ●●●● 症例 ●●●●
> 44歳女性．2年前に1型糖尿病を発症し，インスリン頻回注射法による強化療法を行っている．胃腸炎で食事が摂取できなくなり，周りの人に言われてインスリン注射を中止していた．2日後倦怠感が強いため，受診したところ，尿ケトン体強陽性であった．

　シックデイとは，糖尿病患者さんにおいて，ほかの疾患や外傷などを含む身体的ストレスによって，血糖コントロールが難しくなる状態をいいますが，頻度が高いのは，胃腸障害を伴う疾患で通常の食事がとれなくなるような場合です．「シックデイでも1型糖尿病患者さんは決してインスリン注射を中止しないこと」というのはどこの教科書にも書かれていますし，患者さんにもそのように指導していると思います．しかし現実には，インスリン注射の中止あるいは不足により，ケトーシスあるいはケトアシドーシスになり，救急受診が必要になることも経験します．どうして，このようなギャップが生じるのでしょうか．

　一般的に1型糖尿病患者さんには，①シックデイでも基礎分泌の補充，すなわち持効型溶解インスリンやCSII（持続皮下インスリン注入）療法のbasalはそのまま減量せずに続ける，②追加分泌の補充，すなわち（超）速効型インスリン注射やCSIIのbolusは食事摂取量と血糖値により調節する，通常は食前に注射する方でも，シックデイには食後に注射してもよい，③いつもより頻繁に血糖を測定して，自分の状態を把握する，④血糖値の目標はいつもより高めでよい，といった指導が行われていると思います．そこで医療者側はシックデイの指導は終わっていると思いがちですが，実際にシックデイを経験しなければ患者さんには実感がわかないことが多いようです．ここに1つめのギャップがあります．とはいっても毎回外来でシックデイの指導をする時間的余裕もありません．**私は患者さんとの会話の中で，「風邪をひいた」「おなかの調子が悪かった」といった話題が出た時に，シックデイの指導を繰り返しするようにしています．**その場合，SMBG（血糖自己測定）の表を見ながら，できるだけ具体的に，インスリンの量や注射のタイミングを指導するように心がけています．

そのほかにもシックデイの管理がうまくいかない理由があります．まず，もともと基礎分泌の補充が相対的に過量で，追加分泌の分までカバーするような処方になっている場合，食事をとらないで基礎分泌の補充を同じ量で続行すると，低血糖になることがあります．このような低血糖を経験すると患者さんは次のシックデイでは基礎分泌の補充を減量しますので，その時発熱などのインスリン抵抗性が大きくなる病態が重なれば，ケトーシスになりやすくなります．また，ケトーシスのなりやすさは，内因性インスリン分泌量に大きく関係します．1型糖尿病でも多くの場合，初期には内因性インスリンが少量残存していますので，シックデイで持効型溶解インスリンまで中止しても，短期間ならケトーシスに至らないこともあります．しかし，内因性インスリン分泌能は発症後も徐々に低下していきますので，何年かしてシックデイになった際，同じような対応をすると，今度はケトーシスになってしまうということが起こります．劇症1型糖尿病のように内因性インスリン分泌能が病初期から枯渇している場合は，もともとケトーシスになりやすいですから，そのことを十分に指導します．

　このように，シックデイのトラブルの対策としては，機を見て繰り返し指導すること，普段からインスリン投与量を細かくチェックしておくこと，また内因性インスリン分泌量を定期的な検査で把握しておくことが考えられます．

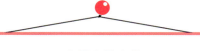

症例のその後

この患者さんにも，シックデイでも持効型溶解インスリンは減量せずに続けることと，頻回に血糖を測定し超速効型インスリン量を調節することをあらためて指導しました．血中Cペプチドを測定したところ，0.2 ng/mLと2年前の発症時に比べ低下していました．

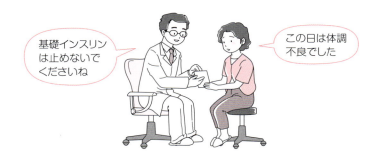

第3章 インスリン療法の基本と実践

21 海外旅行では血糖は高めに維持する

> **症例**
> 22歳男性．今までの海外旅行は東アジアに限られていたが，今度卒業旅行でヨーロッパに行く．受診時に英文の紹介状を希望した．

　海外旅行に際しての注意は，すでに成書にも多くのことが書かれていますので，ここでは簡単に整理しておきます．

　まず，**短期間の旅行では，基礎分泌補充のためのインスリン（持効型溶解インスリンあるいはCSII（持続皮下インスリン注入）療法のbasal）は時差にかかわらず，日本と同じ時刻に注射します．** 1〜2時間は時刻がずれても構いません．日本にいる場合と同じです．その上で，追加分泌補充のためのインスリン（（超）速効型インスリンやCSIIのbolus）は食事に合わせて注射します．機内食を食べるならその前に，現地で食事をするならその前に，注射するよう指導します．もちろん，**滞在が長くなってくると血糖コントロールに影響のあるホルモンの日内変動が現地のパターンになってくるので，それに合わせて基礎分泌補充のためのインスリン注射の時刻も少しずつ現地に合わせていくのが理想的です．** CSIIを使用していてbasalインスリンの注入量の日内変化が大きい場合は対応が難しいですが，迷った場合は少なめの量でできるだけフラットな注入量にするようアドバイスしています．また，帰国に際してはこの逆の手順を踏むことになります．

　また，**現地では低血糖昏睡を起こすと大変ですから，血糖管理目標は少し高めに指導します．** もちろん，低血糖あるいは高血糖緊急症に備えて，旅行者用保険には必ず加入するように指導します．慣れない食事で炭水化物量も間違いやすいので，自信のない時はなるべく普段の食事に近いものをとるように勧めます．運動量が増えて低血糖を起こす場合に備えて，砂糖やブドウ糖を携行することも確認しましょう．

　そのほかに，インスリン注射液は一旦凍ってしまうと効果がなくなるので必ず機内に持ち込むこと，SMBG（血糖自己測定）はいつもと同じように行うこと，などが海外旅行での注意になります．

　英文の紹介状は航空会社やツアー会社によって求められる場合と不要な場合が

> To whom it may concern:
>
> Name: Mr. Taro Osaka
> Nationality: Japan
> Birth: October 1, 1993.
>
> He has been treated as having type 1 diabetes since he was 8 years old. His HbA1c was 7.7% at last visit. He has simple diabetic retinopathy but neither nephropathy, neuropathy nor other accompanied diseases. He was usually treated with 8 units of ultra-rapid acting insulin analogue (Humalog) at breakfast, 6 units of ultra-rapid acting insulin analogue at lunch, 10 units of ultra-rapid acting insulin analogue at dinner and 10 units of ultra-long acting insulin analogue (Lantus) at bedtime.
>
> Thank you for your kind help.
>
> With regards,
>
> Akihisa Imagawa MD
> Osaka Nankodo Hospital
> Tel: +81-6-xxxx-xxxx, Fax: +81-6-xxxx-xxxx. E mail:xxx@xxx.ne.jp

図1　海外旅行時の紹介状の例

あるようですが，万一に備えて，簡単なものでもよいので，できるだけ書いて渡すほうがよいと考えています（図1）．"To whom it may concern"で始まる定型的な紹介状でよく，内容も和文の紹介状に書く場合と同じでよいと思います．すなわち，最低限必要な事項として，①病名（＝1型糖尿病），②発症時期，③現在のコントロール状況（HbA1c），④糖尿病合併症の状況，⑤併発疾患，そして⑥現在使用しているインスリンの種類と量（カーボカウントをしている場合もおおよその1日必要インスリン量），⑦日本での連絡先（病院名や電話番号，メールアドレスなど）を記入します．

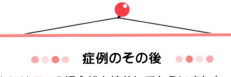

●●●●　**症例のその後**　●●●●

この患者さんには図1の紹介状を持参してもらいました．幸い使用することなく帰国されました．

第4章

インスリンポンプ療法の基本と実践

第4章　インスリンポンプ療法の基本と実践

22 インスリンポンプ療法では頻回のbolus注射を行いやすい

> ●●●● **症例** ●●●●
> 16歳女性．10歳で1型糖尿病を発症した．現在，インスリン頻回注射法を行っているが，人前で注射するのが嫌で，時々昼食前のインスリン注射をしなかったり，食事をしなかったりしている．

　インスリンポンプ療法とは，皮下に針を留置しておき，チューブでつながったポンプから持続的にインスリンを注入するもので，正式には持続皮下インスリン注入（CSII）療法といいます（図1）．
　現在用いられているのは，針といっても金属針ではなく，外套がプラスチックになったものです．金属針に比べ，痛みや違和感は大幅に軽減されています．
　針の太さは27 G（導入針），長さは6〜9 mmです．標準的には3日に1回交換することになっていますので，単純な比較では頻回注射の1/12から1/15程度の穿刺回数で済む勘定になります．ポンプ本体はタバコの箱ぐらいの大きさで3日分のインスリンをシリンジに入れてこれを交換します．と説明するより，百聞は一見に如かずですから，実際の器具を手にとってみる，あるいはメーカーのホームページを見てみることをお勧めします．
　このポンプを用いて頻回注射の場合のbasal（基礎分泌補償）とbolus（追加分泌補償）に相当するインスリンを注入します．使用するインスリンは1種類で，通常に超速効型インスリンを使用します．速効型インスリンも使用可能です．
　basalは注入量をあらかじめプログラムしておき，少量ずつ注入することになります．こうすれば，超速効型インスリンでも少しずつインスリンが吸収され，持効型溶解インスリンのように効果を発揮するわけです．また，時間ごとに注入量を変えることは容易にできます．一方，bolusインスリンはボタンを押して，注入を早送りすることで投与されます（図2）．頻回注射のように穿刺の必要はありませんので，何回でも簡単に注入することが可能です．例えば，分割食や間食の際には，そのたびに量を設定してボタンを押せばよいわけですから，対応も容易です．また，数十分から数時間かけて一定量のインスリンを注入する「スクエアウェーブボーラス」といった方法も可能です．

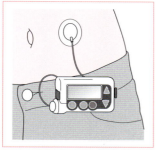
図1 CSIIに使用するポンプ

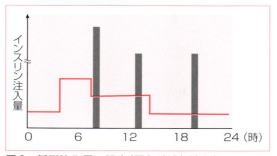
図2 基礎注入量の設定（灰色は追加注入）

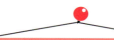

●●●● **症例のその後** ●●●●

本症例はインスリンポンプ療法を導入したところ，昼食時のインスリンをスキップすることなく注射できるようになり，また間食時もインスリンを少量注入するようにしたので，HbA1cが1％低下しました．

コラム⑤　スクエアウェーブボーラス

　インスリンポンプを使用したインスリン投与の際，通常のbolus投与（ノーマルボーラス）では数分〜十数分でインスリンが注入されます．注射薬としては超速効型インスリンを用いるのが一般的ですので，ペン型注射器で超速効型インスリンを皮下注射した際と同じようなインスリン作用を示します．

　これに対し，スクエアウェーブボーラスは，一定時間（30分〜8時間）にわたってあるボーラス量を均一に注入するものです．これはどのような場合に使用するのでしょうか．まず，罹病期間の長い糖尿病では，消化管運動障害をしばしば合併し，そのため食後の血糖上昇が緩やかでかつ長時間に及ぶ場合があります．このような場合にノーマルボーラスで超速効型インスリンを投与しますと血糖上昇とインスリン効果のミスマッチのために低血糖が生じかねません．スクエアウェーブボーラスを使用すれば，それを避けることができます．同じように，宴会などで時間をかけて食事する際にも血糖上昇が緩やかにかつ長時間生じますので，スクエアウェーブボーラスが有用です．また，このノーマルボーラスとスクエアウェーブボーラスの2つを同時に行うのがデュアルウェーブボーラスです．

　インスリンポンプのインスリン注入にはこの3つが使用できますので，フレキシブルなインスリン投与が可能です．

23 インスリンポンプ療法ではトラブルへの対処法を十分理解してもらう

> ●●●● 症例 ●●●●
>
> 33歳女性．12歳時に1型糖尿病を発症し，現在はCSII（持続皮下インスリン注入）療法による治療を行っている．昼食後全身倦怠感があり，夕食前SMBG（血糖自己測定）をしなかったところ，次第に意識レベルが低下し，家族により救急搬送された．

　インスリンポンプ療法は便利であることを述べましたが，それなら最初，つまり1型糖尿病発症時からこの治療を行うのはどうでしょうか．

　前項「第4章-22」で述べたように，穿刺（注射）回数の少なさや頻回の注入が容易であることは，発症間もない患者さんにとっても大きなメリットであるはずです．しかし，**インスリンポンプ療法には欠点も存在します．1つは，使い方によりケトーシスを起こしやすいことです．**インスリン頻回注射法の場合は，基礎インスリンとして1回にある程度まとまった量のインスリンを注射します．皮下に注射されたインスリンは，徐々に吸収され効果を発現します．つまり，皮下には一定量のインスリンが常にプールされた状態と考えられます．これに対し，ポンプによるインスリン注入は，少量持続注入で，皮下にはインスリンはプールされません（そのかわりポンプ内にプールされているわけですが）．ですから，何かの不具合，例えば注入チューブの折れ曲がりによるルート閉塞などの不具合があって注入がストップすると，患者さんの体内からは短時間でインスリンが欠乏してしまい，その結果，ケトーシスを生じます．これを予防する方法は，血糖を少なくとも1日に数回は測定し，予想外の高血糖が生じた際には，ルートやポンプの異常を疑って対処することです．**具体的には，ルートを交換する，あるいは臨時にペン型注射器を使用してインスリンを注射するといった方法をマスターしておかねばなりません．**ですから，ペン型注射器の使用法の習得は必須であり，またSMBGをあまりしない方はインスリンポンプ療法には向かないと思います．

　そのほか，**現在使用されているポンプは多機能ですので，便利な反面，覚えることが多く，取り扱いが難しいという側面もあります．**携帯電話と同じようなものです．また，一部のポンプは表記が英語になっており，慣れてしまえばわかる

図1 暁現象とSomogyi効果

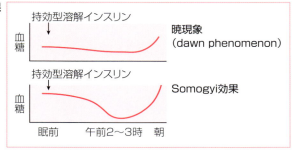

ものの，何かの拍子に知らない表示が出て，焦ることもあります．使用する留置針は今ではプラスチック製になりましたので，痛みは少ないですが，針が太いためか皮下硬結ができやすく，そのことがコントロールの不安定さにつながったりします．また，積極的にポンプ療法を否定するわけではないですが，ペン型注射器のインスリン頻回注射法でも，ほとんどのことに対応できるので，患者さんの負担額も多くなるインスリンポンプ療法は必要ないという意見もあります．

このような欠点があったとしても，**インスリンポンプ療法を導入したい場合もあります．それは「暁現象」が顕著でその対応が必要な患者さんです．**暁現象とは，明け方に血糖値を上昇させるホルモン（カウンターホルモン）の分泌が亢進するため，血糖が上昇する現象をいいます（図1）．どのような基礎インスリンが開発されても，後になって効果が強くなるインスリンの開発は難しいでしょう．その意味で，夜間から明け方に基礎インスリンの注入量を自在にコントロールできるインスリンポンプ療法は，明らかに利があります．つけ足しになりますが，早朝高血糖の原因の1つとして，基礎分泌補償のインスリンが過量で夜間に低血糖となり，その反動で明け方の血糖が上昇する「Somogyi効果」も知っておきましょう（図1）．

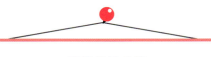

症例のその後

本症例は来院時血糖542 mg/dLと高値で，尿ケトン体強陽性であったことから，糖尿病ケトーシスと診断されました．CSIIの穿刺針を見たところ，先が折れ曲がっており，インスリンが注入できていなかったと思われました．

24 SAPは可能性を持った新しい治療機器である

> **症例**
> 40歳男性．2歳で1型糖尿病を発症した．CSII（持続皮下インスリン注入）療法を行っていたが，無自覚低血糖が頻回にあり，前年も2回救急搬送された．HbA1c 6.7％．増殖網膜症（PDR）を認め，腎症3期である．

2015年に日本で使用できるようになった新しい1型糖尿病治療機器が，SAP（sensor augmented pump）です．最初に導入された機種を図1に示します．インスリン注入ポンプに加え，5分ごとに血糖（正確には組織間液のブドウ糖濃度）を計測し，リアルタイムで表示するセンサーがセットになったものです．センサーとポンプは連動しているわけではなく，ポンプ自体は以前からあるインスリン注入ポンプと同様に，事前にbasal（基礎分泌補償）のインスリン注入量をプログラムして注入し，bolus（追加分泌補償）のインスリンはその都度ボタンを操作して注入します．しかし，連続して血糖をモニターできることから，使い方は自ずと従来のポンプと異なってきます．

5分ごとの血糖値が測定されますと，その血糖が上昇傾向にあるのか低下傾向にあるのかがわかります．また，実際にもグラフで表示されます．現在の血糖値が100 mg/dLであっても，30分前の血糖が100 mg/dLでこの30分は一定なのか，30分前は80 mg/dLで上昇傾向なのか，30分前は200 mg/dLで低下傾向なのかが一目でわかります．今後の血糖がどうなるか予想できるので，インスリンを追加して注入するのか，低血糖を防ぐために補食をするのか，あるいは何もしないのか，といった選択が可能になりました．

ただし，今までのような指先を穿刺するSMBG（血糖自己測定）が一切不要になったわけではなく，SAPのセンサーの補正（キャリブレーション）のために，1日数回の血糖自己測定は必要です．また，SAPに表示される血糖値自体も一定の誤差は考慮する必要があります．

そのような欠点があるにせよ，SAPには今までになかった新しい治療の選択肢としての魅力があります．例えば，無自覚低血糖は今まで対応が非常に難しい

図1 日本に最初に導入された
　　SAPシステム
（提供：日本メドトロニック）

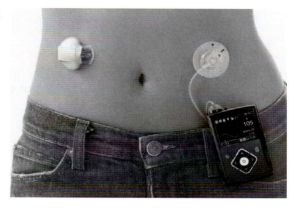

合併症で，低血糖を予見する方法がなく，やむを得ず血糖を高めに保つよう指導していました．しかし，**SAPを使用して血糖値とその傾向を患者さんが把握すれば，無自覚低血糖の頻度を減らすことができます．**実際に当院でSAPを真っ先に導入したのは無自覚低血糖を持つ患者さんでした．また，CGMの項（「第3章-18」参照）でも述べましたが，夜間の，すなわち就寝中の血糖が測定できるのも大きな魅力です．SAPには一定以上の高血糖と低血糖をアラームで知らせる機能があり，これを活用すれば就寝中でも低血糖を知ることができます．

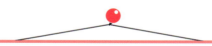

●●●● **症例のその後** ●●●●

本症例もSAPを導入して，低血糖回数が半減しました．特にCSIIでの治療経験のある方には，SAPは受け入れられやすく，無自覚低血糖の治療としては有効だと思います．

25 SAPデータの解析は従来の SMBGの方法にプラスαが求められる

> ●●●● 症例 ●●●●
> 22歳女性．2ヵ月前からSAPを使用して血糖コントロールをしている．この1ヵ月は夕食前の低血糖を多く認めた．HbA1c 7.2%．

　当院ではSAPの導入は入院して行うことが多いのですが，毎日の血糖変動をリアルタイムで観察しながら，インスリン処方を考えることができますので，大変便利なものだと思いました．CGMの項（「第3章-18」参照）でも述べたように，夜間血糖や食後血糖の変動もよくわかります．

　ところが，外来に移りますと，1日分ではなく，1ヵ月分のデータを見なければなりません．血糖データは1ヵ月で8,460回分に及びます．日内変動のグラフだけでも30になります．そうなると，1つひとつ血糖を見ていく従来の方法では，とても対応できなくなります．では，どうすればよいでしょうか．

　1つは**SAPの解析ソフトに含まれている血糖変動の日内変動の平均値を見る機能をうまく活用する**ことだと思います（図1）．全体の「傾向」をまずつかみ，Somogyi効果や暁現象が捉えられないか検討します．次に**すべて示される血糖変動のうち，極端な（あるいは最大の）高血糖や低血糖に注目する**ようにします．これにより，重大なトラブルに対する予防法を検討することができます．

　2つめは**イベントに注目する**ことです．患者さんにイベントが起こった時，血糖はどうだったか，振り返って検討できるのが，SAPの大きな利点だと思います．今までは，その時に患者さんがSMBG（血糖自己測定）をしていなければ，

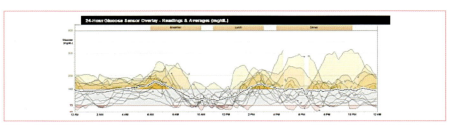

図1　SAPのデータ：血糖日内変動　　　　　　　　　　（提供：日本メドトロニック）

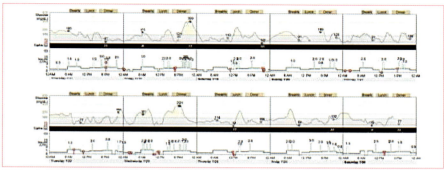

図2　SAPのデータ：血糖値(上段)・インスリン投与量(下段)

（提供：日本メドトロニック）

何が起こっていたのか後から知る方法がありませんでしたが，SAPではそれが可能です．外来で話しながら，その時のデータを振り返ってもよいですし，データを患者さんに渡して，次の外来までにイベントと血糖の関係を考えてもらってもよいと思います．私たち医療者が気づかないことでも，患者さんが気づいてくれる場合もあると思います．

このような方法は従来のSMBGデータの検討の延長線上にあると思います．今後はSAPならではの新しいデータの解析方法も模索していくべきでしょう．

また，SAPのデータにはすべての投与インスリンの記録が含まれます(図2)．それを見ますと，どうしても追加注入が増える傾向にあると思います．細かい注入で血糖コントロールがよくなればいいですが，低血糖のリスクも増えます．

現在のSAP機器はインスリン注入が自動化されるまでの過渡期のものなのか，あるいは精度が上昇して長く使用されることになるのかわかりませんが，今後の発展が期待されます．また，私たちの発想や思考も新しい機器に対応するよう，柔軟であることが求められていると思います．

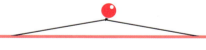

● ● ● ●　症例のその後　● ● ● ●

この患者さんでは，今まで血糖測定していなかった昼食後の時間帯で250 mg/dLを超える高血糖が生じていることを気にして，追加でインスリン注入をするようになったために，夕食前に低血糖が頻発することがわかりました．昼食の内容やbasal(基礎分泌補償)インスリン投与のプログラムを含めて検討することにしました．

第5章

食事についての理論と実践

第5章　食事についての理論と実践

26 ライフステージに合った適切なカロリーとバランスのよい栄養素を摂取する

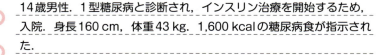

●●●●　症例　●●●●

14歳男性．1型糖尿病と診断され，インスリン治療を開始するため，入院．身長160 cm，体重43 kg．1,600 kcalの糖尿病食が指示された．

　2型糖尿病と1型糖尿病は共通のことも多いのですが，そうでないこともたくさんあります．後者の代表が，食事についての考え方といえるでしょう．2型糖尿病の患者さんは多くの場合，肥満・過体重を伴っています．肥満・過体重が，2型糖尿病の発症に深く関係しているわけですから，当然かもしれません．したがって，まず摂取カロリーを制限することが，食事についての基本的な考え方になります．一方，1型糖尿病患者さんはどうでしょうか．1型糖尿病では最初から肥満や過体重を認めることは稀です．これらが1型糖尿病の発症に関係しているわけではありません．したがって，摂取カロリーを制限するという考え方がそもそも1型糖尿病とは縁の薄いものになります．

　では，1型糖尿病の患者さんが食事のことを考える場合，何が基本になるのでしょうか．それは，ライフステージに合った適切なカロリーとバランスのよい栄養素の摂取といえます．小児期や思春期，特に身長が伸びている時期には，それに見合ったカロリーを摂取することが必須です（表1）．もちろん，摂取カロリー，特に炭水化物量（「第5章-27」参照）が増えると血糖が上昇しやすくなります．それにはインスリン注射量を増やして対応します．食事量を減らして，血糖をコントロールしようしてはいけません．1型糖尿病でなければ，十分なカロリーを摂取して，それに見合ったインスリンが分泌されて成長していきます．1型糖尿病ではインスリンが分泌されないかわりに，注射によりインスリンを補充することになります．違いはそこにあり，カロリーは同等に摂取する必要があります．また，1型糖尿病の有無にかかわらず，バランスよく栄養素を摂取する，つまり好き嫌いをしないということは，大切です．

　同様に，成人，特に老年期には摂取カロリーを減らすことの重要さも理解できると思います．1型糖尿病でない人が，基礎代謝が減少するころに，青年期と同

表1 年齢別摂取カロリー（kcal/日）

性別 身体活動レベル	男性 ふつう	女性 ふつう
0〜5(月)	550	500
6〜8(月)	650	600
9〜11(月)	700	650
1〜2(歳)	950	900
3〜5(歳)	1,300	1,250
6〜7(歳)	1,550	1,450
8〜9(歳)	1,850	1,700
10〜11(歳)	2,250	2,100
12〜14(歳)	2,600	2,400
15〜17(歳)	2,850	2,300
18〜29(歳)	2,650	1,950

（厚生労働省策定　日本人の食事摂取基準（2015年版）より改変）

じような食事をしていると，それに見合ったインスリンが分泌され，体重は増加します．1型糖尿病でも，血糖コントロールのため同じようにインスリンを注射するわけですから，体重は増加します．

このように見てみると，1型糖尿病での食事についての考え方は健常者と似ています．インスリンが分泌されるか，注射により補充するか，違いはそこに集約されると思います．

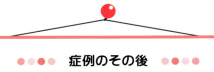

●●●● **症例のその後** ●●●●

本症例においては，健康診断の結果から成長曲線を検討し，身長がまだ伸びていることがわかりましたので，同年代の標準である2,600 kcalの食事に変更され，インスリン治療が始まりました．

第5章 食事についての理論と実践

27 同じカロリーでも栄養素によって血糖値に与える影響は異なる

●●●● 症例 ●●●●
44歳女性．1型糖尿病を発症し，入院してインスリン治療を開始した．退院2週間後，後輩の結婚式・披露宴に出席した．食事前にいつもの量のインスリンを注射したところ，食事中に低血糖を起こした．

　三大栄養素とは①炭水化物，②蛋白質，③脂質のことをいいます．炭水化物と蛋白質は1gで4kcalですが，脂質は1gで9kcalになります．これらは熱量に換算した場合の違いですが，**血糖，特に食後血糖に与える影響も，この3者では大きな違いがあります．**

　図1に示したのが概念図です．同じカロリー（熱量）の食品，例えば食品交換表の1単位に相当する80kcalを摂取した場合，炭水化物ではすぐに血糖が上昇します．食品にもよりますが，数十分後には血糖が上昇します．どの食品で，より早く血糖が上昇しやすいかは，glycemic indexと呼ばれる指数が参考になります．一方，蛋白質では炭水化物より遅れて血糖が上昇します．数時間後と考えてよいと思います．さらに，脂質は最も遅れて血糖が上昇します．

　つまり，**食後1時間あるいは2時間の血糖値は，摂取した食事の総カロリーではなく，摂取した炭水化物量に非常に強い影響を受けます．**逆に，脂質の多い食品を夕食に摂取した場合は，夕食後の血糖ではなく翌朝の血糖が上昇したりします．

　もちろん，血糖値は食事だけでなく，運動量やそのほかいろいろな要素に影響されますが，図1の概念は食事が血糖上昇に与える影響として，ぜひとも患者さんに理解してもらいたいことです．特に，食後血糖が摂取した炭水化物量に規定されることは，次項「第5章-28」に述べるカーボカウントの理論的な基礎になることですが，カーボカウントを取り入れていなくても，ぜひ知っていてほしいと思います．

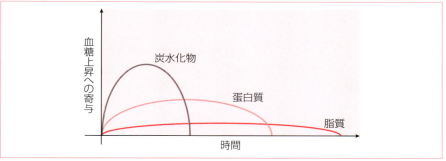

図1　1単位のカロリーが血糖値に与える影響（栄養素別）

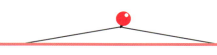

症例のその後

本症例で低血糖が生じた理由は，通常と同じ量のインスリン（速効型インスリン）を注射したにもかかわらず，炭水化物を多く含む食品がなかなか出てこなかったことにより，食事による血糖上昇が生じなかったためと思われます．いわゆる「焼肉低血糖」（＝インスリン注射後に肉ばかり食べていて生じる低血糖）と同じものです．対処法として，速効型インスリンを食前と食後に分割して注射するといった方法が推奨されます．

コラム⑥　glycemic index（グリセミック・インデックス）

　炭水化物の中でも，含まれる食品によって，血糖を上昇させる大きさは異なります．この「大きさ」を指数（インデックス）にしたものが，glycemic indexです．血糖上昇速度が速く，頂値が高い場合はglycemic indexが高値に，頂値が低めで血糖上昇が長く続く場合はglycemic indexが低値になります．食後の血糖をより大きく上昇させやすいのは高glycemic indexの食品ということになります．例えば，ブドウ糖や白米，白パン，シリアルなどは高glycemic indexであり，スパゲッティー，大豆，オレンジなどは低glycemic indexの食品です．ただし，glycemic indexは糖質が50 g含まれる量をその食品単体で食べた場合に算出される指数ですので，実際の食事の状況とは少し異なることも知っておきましょう．

28 カーボカウントが実際にどのように行われるかを知る

> ●●●● 症例 ●●●●
>
> 23歳女性．1型糖尿病を発症し，入院．カーボカウント法を用いたインスリン治療の指導を受けた．退院時，カーボ・インスリン比は朝9，昼11，夕14，インスリン効果値は70であった．2週間後の外来受診時，眠前の血糖値が高値であることが多かった．

　カーボカウント法とは，強化インスリン療法において，摂取する炭水化物（carbohydrate）の量と測定した血糖値から，bolusインスリン投与量を計算する方法です．数式として示すと，以下になります．

　　インスリン投与量　＝食事量に対するインスリン＋補正のためのインスリン
　　　　　　　　　　　＝（炭水化物量／カーボ・インスリン比）＋（実測血糖値－
　　　　　　　　　　　　目標血糖値／インスリン効果値）

　このうち，炭水化物量は計算により求めます．例えば，ご飯100gであればその中に炭水化物が37.1g含まれます．カーボ・インスリン比は1単位のインスリンがどれだけの炭水化物をカバーできるかを示す値で，人によりまた時間帯により異なります．カーボ・インスリン比の決め方はいくつかありますが，1つだけ紹介しておきます．この方法では，炭水化物量がわかっている食事をとり，食前と次の食前の血糖がほぼ同程度かつ100〜150mg/dL程度となった場合に，その時注射したインスリン量とその食事の炭水化物量の比を求めます．1回の食事では誤差が大きいですので，何回かの食事の際に求めた数字を平均します．朝食，昼食，夕食はそれぞれ別々に求めます．入院中のように食事の詳細な内容がわかっているとこの方法が便利だと思います．

　次に，インスリン効果値は1単位のインスリンでどれだけ血糖が低下するかを示す数字で，人により異なりますが，時間帯ごとのばらつきはあまり大きくありません．1日インスリン量から算出する方法もいろいろ提案されていますが，100から開始して，徐々に修正するのが簡便な方法です．

　非常に単純な例ですが，朝のカーボ・インスリン比が9でインスリン効果値が

表1 カーボカウント開始時のポイント

▶ カーボカウント法による投与インスリン量
　＝食事に対するインスリン＋補正のためのインスリン
　＝炭水化物量／カーボ・インスリン比＋目標値との血糖差／インスリン効果値

▶ カーボカウント開始時に考えること
　① カーボ・インスリン比とインスリン効果値の設定はどうするか
　② いつから始めるか
　③ 誰が教えるか
　④ すべての食事機会で行うのか

50，目標血糖値が120 mg/dLの患者さんが，朝100 gのご飯を食べる場合，測定した血糖値が170 mg/dLだったとしましょう．注射するインスリン量＝（37.1/9）＋（170−120/50）＝4.12＋1＝5.12となります．四捨五入すると5単位となり，この患者さんはインスリンを5単位注射して朝食をとればよいということになります．これがカーボカウントによるインスリン投与量決定の概略です．もちろん，実際にはおかずに含まれる炭水化物の量も計算をしなければなりませんし，外食の場合は食品を見て，炭水化物量を推定しなければなりません．

一旦，カーボ・インスリン比とインスリン効果値が決まれば，後は状況に応じてその数値を変更したり，複数の設定を使い分けたりします．例えば，朝から昼にかけての血糖が上昇する傾向にあり，朝のインスリンを増量するほうがよいと考えた場合，従来は単純にインスリン投与量を増やしていましたが，カーボカウント法ではカーボ・インスリン比を下げるという指示に置き換わります．そうすると，計算で求めるインスリン投与量が増え，同じ結果が得られます．

当院ではカーボカウントを開始する場合，患者さんに入院してもらい，入院中の食事を用いてカーボ・インスリン比とインスリン効果値を決め，外泊で微調整し，退院後は外来でさらに修正していく，という方法をとっています（表1）．

なお，カーボカウントの実際については，優れた成書がありますので参考にしてください．

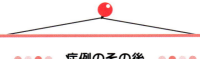

症例のその後

本症例は夕食時のbolusインスリン量が少ないと考え，夕のカーボ・インスリン比を1減らすように指示したところ，眠前の血糖値は改善しました．

29 カーボカウントの適応については十分な見極めが必要である

> ●●●● **症例** ●●●●
> 47歳男性．緩徐進行1型糖尿病と診断され，1ヵ月前から強化インスリン治療を実施中．血糖変動が大きく，カーボカウントを習得したいと受診した．

　カーボカウントの利点は，食事内容や測定した血糖値に対応したインスリン投与量を比較的簡単に決められることです（表1）．そのおかげで，食事の自由度が増し，制限されることへのストレスを和らげられることが，この方法の第1の長所だと思います．SMBG（血糖自己測定）結果をすぐに活用できることで，治療意欲が向上するのも長所です．さらに，食後血糖に影響が大きいのが炭水化物であることや，三大栄養素それぞれに血糖上昇に与える影響が異なることを広く知らしめたのも，カーボカウントの長所だと思います．

　ただ，カーボカウントが万能ではないことも事実です．何といっても「バランスのとれた食事」という大切な食事の概念が，前述の数式には反映されていません．食品交換表を使いこなすことにより，それが達成できるのとは対極にあると思います．そして，食事量が過多にならないように注意する必要があります．食事制限ではなく，ライフステージにあったカロリー摂取が大切と書きましたが，現在の環境ではともすれば過食になりがちで，それに合わせてインスリン量を調節すると肥満をきたしやすくなります．外来診察では体重の管理は必須です．

　また，カーボカウント法において，カーボ・インスリン比やインスリン効果値の決定や修正は重要ですが，それ以上に重要なのは，カーボカウント法の適応か否かの見極めや患者さんとの相談です．言葉をかえれば，いつからこの方法を始めるのが適切かということにもなります．

　1型糖尿病を発症した患者さんに覚えてもらうことはたくさんあります．その中でも，この疾患がどのような疾患であるか，なぜインスリン注射を中止してはいけないのか，インスリン注射はどのような手技で行うか，などがまず覚えてもらわないといけないことです．その期間には，カロリー，炭水化物量の決まった食事を提供し，それに対応するインスリン量を見極めるようにします．患者さん

表1 カーボカウントのメリットとデメリット

メリット	デメリット
▶生活の自由度が高くなる	▶炭水化物量の見積もりが必要
▶食事の自由度が高くなる	▶SMBGが必須
▶SMBGをより活用できる	▶体重管理が必要
▶血糖管理が容易	▶摂取栄養バランスの考慮が必要

自身にも，インスリンに合わせた食事や生活を習得してもらいます．カーボカウントの習得はそれらを知ってもらった後になると思います．

　では，カーボカウントはすべての患者さんがいずれは習得し，実行すべきなのでしょうか．私自身はこの問いにまだ答えは出ていないと思っています．もちろん，カーボカウントの習得が患者さんのQOLを上げるという研究結果もあります．実際に血糖コントロールが良くなったり，治療に対して前向きになったり，という患者さんも見てきました．しかし，インスリンに合わせた食事や生活をするというのも，またきちんとした血糖コントロールの1つの方法です．患者さんの自由度が高くなるカーボカウント法は，作業も増えます．それが煩わしいこともあるでしょう．そんな時はインスリンに生活を合わせる方法を併用するのが，かえってストレスの少ない，楽な方法になることもあります．戻ることができる基本パターンを確立して，その後カーボカウント法を習得し，その人にあった活用をするというのが，融通のきく，理想的な治療ではないかと思います．

　最後に，カーボカウント法は誰が患者さんに指導すればよいのでしょうか．中心になるのは医師または栄養士のことが多いと思いますが，この方法をよく知っている人が中心になって，その病院なりの方法を確立していけばよいと思います．私自身も，栄養士さん，看護師さん，あるいは後輩医師に教えてもらいながら，この治療法を実施しています．

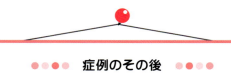

●●●● 症例のその後 ●●●●

本症例は空腹時血中Cペプチドは1.0 ng/mLと分泌が残存しているにもかかわらず血糖が不安定でした．よく聞くとインスリン注射をしないことがたびたびあったとのことでしたので，まず毎日同じように注射をするよう再指導したところ，血糖は安定しました．

第6章

運動についての理論と実践

第6章　運動についての理論と実践

30　1型糖尿病における運動の意味は2型糖尿病とは異なる

> **●●●●　症例　●●●●**
> 34歳男性．12年前に1型糖尿病と診断され，強化インスリン療法を施行している．テレビで糖尿病の治療として運動を推奨していたので，ジョギングを始めたところ，低血糖が頻発するようになった．

　一部繰り返しになりますが，日本人で多い糖尿病は2型糖尿病，その中でも最近増加しているのが肥満を伴った2型糖尿病，いわゆるメタボ型の糖尿病です．メタボ型の糖尿病では，主な原因は肥満によるインスリン抵抗性，さらには蓄積した内臓脂肪といえます．ですから，これを解消し，インスリン抵抗性を改善する運動はこのタイプの糖尿病の根治療法に相当します（図1）．また，運動によりエネルギーを消費することは直接血糖を下げることにもつながります．

　では，1型糖尿病ではどうでしょう．膵β細胞の破壊により生じ，インスリン分泌低下が主な原因となる1型糖尿病ではメタボ型糖尿病とは異なり，インスリン抵抗性は元来その成因にはあまり関係がありませんし，少なくとも運動が根治療法にはなりえません．1型糖尿病の根治とはβ細胞量がもとに戻ることだと思います．

　それでは，1型糖尿病では運動は無意味でしょうか．運動はインスリン抵抗性を改善させるだけでなく，ストレスを解消し，QOLを向上させるのに効果があることがわかっています．それは1型糖尿病でも同じであり，その観点からは運動は大いに意義があると思います．つまり，直接糖尿病に対する治療効果を期待して運動するというよりも，楽しみのために運動するというふうに考えたほうがよいと思います．食事の場合と同じく，健常者にとっての考え方に似ています．そして，知っておかなければならない大切なことは，1型糖尿病患者さんにとって，運動が血糖変動要因であることです．運動によるエネルギー消費を介して直接血糖が下がるだけでなく，例えば日中に運動するとその夜に血糖が低下することが知られています．毎日同じ質と量の運動ができるわけではありませんし，運動量を定量的に評価するのも容易ではありません．そのように考えると運動が血糖の変動要因という意味が理解できると思います．つまり，運動を生活に取り入

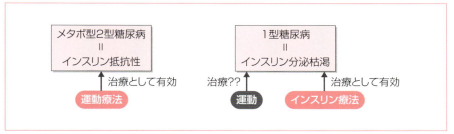

図1　2型糖尿病・1型糖尿病と運動

れると，血糖コントロールはより難しくなります．その意味では，運動は1型糖尿病治療のadvanced courseあるいは応用問題といえるのではないでしょうか．

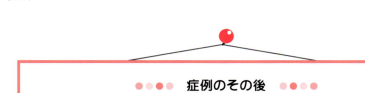

●●●●　**症例のその後**　●●●●

本症例は一旦運動の中止を指示すると，低血糖はなくなりました．次に，運動の際には，補食か食前のインスリンの減量を行うよう指示したところ，低血糖を生じることなく，運動を楽しめるようになりました．

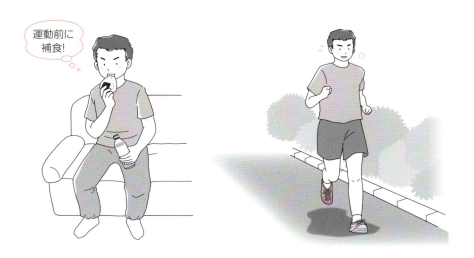

第6章 運動についての理論と実践

31 運動時はインスリンの減量と補食で対応する

> ●●●● 症例 ●●●●
> 36歳男性．12年前に1型糖尿病と診断され，CSII（持続皮下インスリン注入）療法を施行している．運動時は補食と食前のインスリンを減量することで対応していたが，最近運動量が増えるとともに，運動した日の就寝後に低血糖で目覚めることが数回あった．

　運動をすると血糖が下がりやすくなります．それは2型糖尿病にも1型糖尿病にもいえることです．**1型糖尿病の場合，インスリンの注射量を運動しない場合と同じようにしておくと低血糖が生じやすくなります．そこで，インスリン注射の量を減らしたり，補食をしたりといった対応が必要になります．**

　実際にはどのようにすればいいでしょうか．残念ながら食事に対するカーボカウントほど確立された運動時のインスリン・補食調節方法はありませんが，運動による血糖降下作用は大きく3つに分類して考えることができると思います．①運動によるエネルギー消費で生じるその時の血糖低下作用，②運動後数時間してから生じる血糖低下作用，③運動による長期的なインスリン抵抗性改善作用の3つです．①については比較的詳しく運動の種類とエネルギー消費量がわかっています（表1）ので，それを調べて同じぐらいの量の糖質をあらかじめ摂取する，あるいはそれに相当する（超）速効型インスリン投与量を減らす，という方法があります．②については，定量的な指標は明らかではありませんが，運動後はbasalインスリン注入量や持効型溶解インスリン注射量を10～20％減らす，場合によってはもう少し多めに減らして対応する方法があります．③については長期的な1日インスリン必要量の変化などに現れると思いますが，自己注射の調節や補食とは関係ないと考えられます．

　このように対応法を述べると抽象的な話になってしまいますが，**困った時は基本に戻り，血糖を頻回に測定し，補正していくこと，またそのような経験則を積み重ねて，次の運動の際に活用することが望まれます．**運動は血糖管理の応用問題であるというのは，そのような意味です．ちなみに，自転車ロードレースでは1日に200 km程度走行しますが，消費エネルギーに見合うよう7,000 kcal

表1 運動種目別のエネルギー消費量

項目	エネルギー消費量	項目	エネルギー消費量
歩行（分速60 m）	0.05	遊泳（クロール）	0.37
〃 （ 〃 80 m）	0.07	〃 （平泳）	0.20
〃 （ 〃 100 m）	0.11	〃 （横泳）	0.16
ジョギング（軽い）	0.14	卓球（練習）	0.15
〃 （強め）	0.16	バドミントン（練習）	0.15
ジャズダンス（普通）	0.15	テニス（練習）	0.14
体操（軽い）	0.05	ゴルフ（平均）	0.08
〃 （強め）	0.09	スケート（練習）	0.14
ダンス（平均）	0.06	歩くスキー	0.08〜0.13
自転車（平地毎時10km）	0.08	柔道試合	0.2〜0.3
〃 （ 〃 15km）	0.12	重量挙げ	1.58〜1.86
〃 （登坂毎時10km）	0.15	バスケット（練習試合）	0.26
階段昇降	0.10	バレー（練習）	0.14〜0.25
素振り（バット）（平均）	0.26	サッカー（練習）	0.08〜0.14

エネルギー消費量＝キロカロリー（kcal）/キログラム（kg）/分

（日本糖尿病学会編・著：糖尿病治療の手びき，改訂第56版，南江堂，東京，58頁，2014より引用）

近いエネルギーを摂取するといいます．このようなレースに参加する1型糖尿病の選手は，一般の選手と同じように補食をしながら，頻回に血糖を測定し，インスリン注射を行っているそうです．

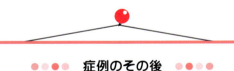

●●●● 症例のその後 ●●●●

本症例の夜間低血糖も運動による作用だと考えられましたので，運動した日はbasalインスリンの注入量を70％にしました．その結果，翌朝まで低血糖を生じることなく，翌朝の空腹時血糖も良好な値を示しました．

第7章

低血糖への対応

第7章　低血糖への対応

32 低血糖閾値の低下と無自覚低血糖に特に注意する

> ●●●●● 症例 ●●●●●
> 22歳女性．3歳時より1型糖尿病でインスリン治療中．昼前の血糖98 mg/dL，超速効型インスリン9単位を皮下注射したが，悪心のため食事を半分しか摂取できず．1時間後に手指振戦あり，血糖45 mg/dL．

　血糖値は多くのホルモンによってコントロールされており，通常80 mg/dL未満になることはありません．ところが，インスリン注射が相対的に過量になる，つまりインスリンが効きすぎた場合は，容易に低血糖が生じます．**血糖が80 mg/dLより低下した状態が低血糖となるわけですが，統一された基準の数字はありません**（図1）．

　低血糖を経験していない場合，ゆっくり血糖が低下し70 mg/dLを下回ると，頻脈，動悸，空腹感，蒼白，発汗，震えなどの交感神経症状が出現します．カテコラミンやグルカゴンなどのいわゆる拮抗ホルモンの分泌がこれらの症状を引き起こします．これが低血糖症状に相当します．

　そのまま血糖が下がると，集中力低下，傾眠といった中枢神経症状が出現し，さらに血糖が低下すると意識レベルの低下が進み，昏睡に至ります．

　低血糖で特に知っておく必要があるのは，**①低血糖を繰り返すと，交感神経症状を自覚する血糖値は低下する，つまり多少の低血糖では自覚しなくなる**，ということと，**②交感神経症状が全くなく中枢神経症状が生じることがある**，ことです．後者は「無自覚低血糖」をいいます．血糖は必ず連続的に低下しますので，交感神経症状が出現するべき血糖値を示す時間もあるはずなのですが，症状は現れません．無自覚低血糖は事故にもつながりやすい危険な合併症です．特に自動車を運転する人にとっては重大な問題で，運転時の注意事項について十分に指導する必要があります．運転前には必ず血糖を測定する，車内にはブドウ糖（あるいはジュース）を常備する，少しでも症状を感じたらハザードを出してゆっくり停止しブドウ糖を補給するといったことです．

　逆に，血糖が急激に低下する場合，血糖値が80 mg/dL以上でも交感神経症

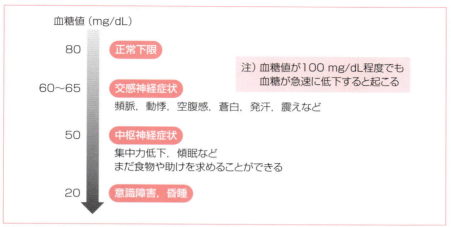

図1 低血糖における血糖値と出現する症状

状が出現します．この場合は，血糖値が低くなくても，症状を抑えるための糖質補給が必要です．

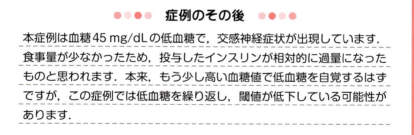

●●●● **症例のその後** ●●●●

本症例は血糖45 mg/dLの低血糖で，交感神経症状が出現しています．食事量が少なかったため，投与したインスリンが相対的に過量になったものと思われます．本来，もう少し高い血糖値で低血糖を自覚するはずですが，この症例では低血糖を繰り返し，閾値が低下している可能性があります．

第7章　低血糖への対応

33　低血糖にはできるだけ早く対処する

> **症例**
> 11歳男性．3歳時より1型糖尿病でインスリン治療中．昼前の血糖68 mg/dL．特に自覚症状はなく，いつものように超速効型インスリン9単位を皮下注射し，すぐに食事を開始した．食事中に冷汗が出現したので，再度血糖を測定したところ49 mg/dLであった．

　実際に低血糖になった場合の指示はどのようにしているでしょうか．「ただちにブドウ糖を10ｇ服用する」というのが，教科書的な処置だと思いますが，すべての患者さんに実行してもらっているでしょうか．

　SMBG（血糖自己測定）は食前に行うことが多いので，血糖が低くても，症状がないか軽微であれば，「すぐに食事を開始する」で代用していないでしょうか．食事で血糖を上げようとした場合，比較的早く吸収される炭水化物を摂取したとしても30分ぐらいはかかります．つまり，30分間は血糖が下がり続ける可能性があります．もちろん，前の食前に注射したインスリンの効果がなくなるころに重なれば，血糖はそれ以上下がらない可能性もあります．しかし，30分間血糖が下がり続ければ，交感神経症状や場合によっては中枢神経症状が出現する可能性があります．それだけでなく，次に低血糖になった場合にそれを感知する閾値が下がることを助けてしまいます．ですから，**低血糖であればすぐにブドウ糖（手元になければ砂糖）を摂取するという原則は守るべきだと思います（表1）**．食事前にブドウ糖をとるのは血糖が上がると嫌がる患者さんもいますが，低血糖後に生じる血糖上昇は炭水化物の過剰摂取だけでなくカウンターホルモンの働きが大きく関与していることを説明します．

　摂取するブドウ糖の量も調節します．**10ｇが標準的と書きましたが，まず5ｇ摂取して，経過をみて追加するという方法もありますし**，眠前や睡眠中の低血糖の場合は，ブドウ糖10ｇに加えて，もう少し吸収時間がかかる炭水化物（例えばクッキー）を1単位摂取して，朝までの低血糖を防ぐ，といった処置法もよく用いられます．

　患者さんの意識レベルが低下している場合はどうすればよいでしょうか．医療

表1 ジュースに含まれるブドウ糖の量

商品名	ブドウ糖含有量
ファンタグレープ（350 mL）	20 g
ファンタオレンジ（350 mL）	19 g
はちみつレモン（350 mL）	15 g
コカコーラ（350 mL）	13 g

（清野弘明ほか編・著：糖尿病治療・療養指導ゴールデンハンドブック，改訂第2版，南江堂，東京，50頁，2013より引用）

機関であればブドウ糖を静注しますし，家庭であれば救急車を要請して医療機関に搬送します．応急処置としては，発見した人が患者さんの歯肉にブドウ糖（あるいは砂糖）を塗ることが推奨されています．ただし，指を嚙まれないように注意も必要です．もう1つ，グルカゴンの筋肉注射という方法があります．あらかじめ家族に方法を知っておいてもらい，意識レベルの低下した場合に使用します．

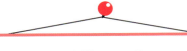

●●●● **症例のその後** ●●●●

本症例は食前に注射した超速効型インスリンの効果により，血糖がさらに低下し，低血糖症状が出現しています．食事の前にブドウ糖または砂糖をとるといった処置が必要であったと思います．

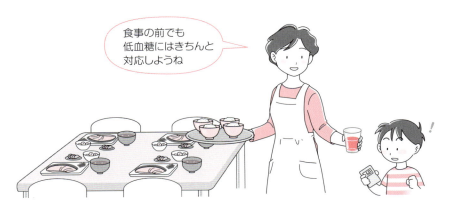

第7章　低血糖への対応

34 低血糖時には原因を明らかにし，次を予防する

> ●●●● **症例** ●●●●
> 22歳女性．定期の採血で血糖53 mg/dL，HbA1c 6.9％であった．
> 採血時に特に自覚症状はなかった．

　外来では検査の結果を説明しなければいけませんが，どうしてもHbA1cに目が行きます．もちろんHbA1cは大切な血糖コントロール指標なので，その結果は毎回必ず伝えます．例えば，前月より0.5％も下がれば，そのことをお話しして，今月はとてもよく頑張られましたねと患者さんを褒めると思います．

　では，低血糖についてはどうでしょうか．毎回外来で，低血糖の頻度，症状，測定していればその時の血糖値，他人の助けは必要としなかったか（重症低血糖の有無）などは問診しているでしょうか．また，低血糖の回数が少なければ，HbA1cが低下した時と同じように患者さんを褒めているでしょうか．患者さんは，医療者が関心を示すことに敏感に反応してくれます．医療者がHbA1cの話ばかりすれば，それを下げようとします．同じように，低血糖の話を繰り返しすれば，それが1型糖尿病のコントロールに重要であることを理解してくれると思います．

　同時に，どうして低血糖になったのかを患者さんと一緒に考えるようにします．次の低血糖を起こさないようにすること，低血糖の回数を減らすことが，よい血糖コントロールを保つためには重要であることを理解してもらいます．「用意した食事が全量摂取できなかった」，「その日は少し長時間運動したことを考慮していなかった」，「特に理由はわからないが，最近この時間によく低血糖が生じる」，などさまざまな理由があると思います．それらを患者さんと一緒に考えてみることが大切だと思います（表1）．

　また，SMBG（血糖自己測定）には測定誤差の問題もあり，測定値が低値であっても100％低血糖であるとは言い切れませんが，採血時に血糖が低値であれば間違いなく低血糖です．逆にそのような機会を生かして，症状はあったか，どのように対処したか，いろいろ話し合ってみましょう．患者さんの低血糖についての理解も深まりますし，医療者の患者さんへの理解も深まると思います．

表1 低血糖についての質問事項と期待される患者さんへの効果

質問 （SMBGの低い血糖値を指しながら）	効果
Q. この時症状はありましたか？	▶低血糖閾値や無自覚低血糖について知る
Q. この前の食事はご飯やパン（あるいは食品交換表の表1）が少なかったですか？	▶炭水化物が少ないと血糖が上昇しにくいことを知る
Q. 食事時間はいつもと同じでしたか？	▶基礎分泌補充のインスリン量が適切さを知る
Q. 運動は何かしましたか？	▶運動による血糖降下作用について知る
Q. 月経の期間はいつでしたか？	▶月経周期とインスリン感受性の変化を知る

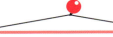

●●●● 症例のその後 ●●●●

本症例の低血糖の原因は，食事量が少なかったため，投与したインスリンが相対的に過量になったものと思われます．よく聞くとインスリンを注射する前からあまり食欲がなかったとのことでした．今後そのような場合には，超速効型インスリンの注射は食後でも構わないこと，実際に摂取した食事の量でインスリン投与量を調節すればよいことを説明しました．

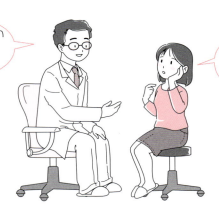

第8章

ライフステージにおける対応

第8章　ライフステージにおける対応

35 ライフイベントと1型糖尿病 ―就職

> ●●●● 症例 ●●●●
>
> 22歳女性．14歳時に1型糖尿病を発症し，現在はインスリン頻回注射法で治療中．就職後，電話のオペレーターの仕事に配属された．昼休みの時間が不規則で，昼食が遅くなると低血糖が生じる．

　小児期に発症することも多い1型糖尿病の患者さんでは，発症後に就職，結婚，さらに女性では妊娠・出産というライフイベントを経験することがあります．そんな時，私たち医療者ができるサポートというのはどのようなものでしょうか．

　どの職業を選択するかは，それぞれの人生の中で決断することでしょうから，それほど私たちの出番はないのかもしれません．1型糖尿病の患者さんだからあまり推奨しない仕事というのはあります．よくいわれるのは，パイロットや高所での仕事などです．ですが実際には，自身の血糖コントロールが十分にできる人にとって，挑戦して就けない仕事というのは少ないように思います．特に，無自覚低血糖がなく，低血糖の予防法に習熟し実行できる人には，不可能なことは少ないと思います．大切なのは，合併症の進行状況を含め自分の体についてよく知ることです．

　もちろん血糖コントロールのためには，規則正しい生活を送れることが(実際に送るかどうかは別として)大きな助けになると思いますから，始業時間，就業時間，お昼休みが決まっているような職業が理想的だと思います．さらに，休日がきちんととれ，福利厚生施設が整っていれば，言うことはないと思います．人間関係のストレスも少ないに越したことはないですし，会社自体が安定して経営されていることも，と理想は際限なくあげられます．患者さんから，どのような職業がよいかと聞かれたら，このような話をすることもあります．しかし，どの仕事も実際に就いてみると外から見ていた時とは違うことは多くあります．ですから，私たち医療者に求められているのは，どちらかというと患者さん自身が選択した職業に就けるように，また就いた後はその環境に適応できるように，サポートすることだと思います．

　「就職面接で糖尿病のことを話すべきか」「職場では誰に糖尿病のことを話すか」

表1 就職時に起こりやすい課題とその対処法の一例

Q.	A.
就職面接で糖尿病のことを話すべきか	必ず話さないといけないということはないと思います
職場では誰に糖尿病のことを話すか	自分の近くにいて,低血糖の時に助けてくれそうな人や直属上司から話してみてはどうでしょうか
1型と2型の違いはどのように説明すればわかってもらえるのか	1型糖尿病の有名な方,阪神の岩田稔投手などを例に出してみてはどうでしょうか
インスリン注射はどこですればよいのか	衛生的でプライバシーが保てる場所がよいと思います.会議室などはどうでしょうか
宴会の時はどのようにインスリンを注射すればよいのか	炭水化物が出てくるタイミングにもよりますが,宴会の前後にいつもの半量ずつ注射してみてはどうでしょう
疲れて眠前の注射を忘れた時はどうすればよいのか	起きた時刻にもよりますが,まず血糖を測定し,持効型溶解インスリンを半量,＋速効型インスリンを注射して,その後のSMBG(血糖自己測定)を続けてはどうでしょうか

「1型と2型の違いはどのように説明すればわかってもらえるのか」「インスリン注射はどこですればよいのか」「宴会の時はどのようにインスリンを注射すればよいのか」「疲れて眠前の注射を忘れた時はどうすればよいのか」などなど,疑問はたくさんあると思います(表1).学生時代に経験しているかもしれませんが,社会人になって初めて遭遇することも多いと思います.新しい環境にあった1型糖尿病治療を考え,相談し,組み立てていくのが,私たちの大切な役割だと思います.

結婚も多くの場合慣れ親しんだ生活環境の変化を意味します.転居や主治医の変更を伴うこともあるでしょう.変化については個人差が大きく,就職時の変化に対応するよりもずっと大変という人も多いと思います.私たち医療者ができることは就職の場合と同じように,新しい生活に順応できるように患者さんを治療面から支えていくことだと思います.

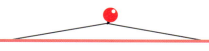

症例のその後

本症例は昼食が遅れると低血糖になるということですから,basal(基礎分泌補償)のインスリンが過量であることが考えられます.それを減量することにより,低血糖の回数は以前と同じぐらいまで減少しました.

第8章 ライフステージにおける対応

36 ライフイベントと1型糖尿病 —妊娠・出産

> ●●●● 症例 ●●●●
> 31歳女性．17歳時に1型糖尿病を発症し，現在はインスリン頻回注射法で治療中．最近のHbA1cは8.1〜8.5％で経過している．結婚し，挙児を希望したので，それまで受診していた小児科から紹介された．この1年合併症の精査を受けていない．

　妊娠・出産は，誰にとっても一大イベントですが，1型糖尿病患者さんとそれをサポートする医療者にとって，チャレンジングなイベントといえます．

　まず，**計画妊娠の重要さを説明することが，私たち医療者の第一の仕事だと思います．**妊娠・出産に際して，特に注意しないといけない児の合併症は，先天奇形と巨大児です．このうち先天奇形は，器官形成期である妊娠7週までにおいて血糖コントロール不良の場合に生じやすいことがわかっています．具体的には**HbA1cが7％を超えると，先天奇形を持った児が生まれる確率が上昇します（図1）．**7週までといえば，ちょうど妊娠の成立が確認できるかどうかといった時期です．つまり，妊娠がわかってから血糖コントロールを強化しようと思っても，後手に回ってしまうことを意味します．そこで，先手を打つ，計画妊娠と事前のコントロール強化の重要性が強調されることになります．糖尿病とは縁がなくても，先天奇形を有する児が生まれる可能性はあります．血糖コントロールが不良でも皆が先天奇形を持って生まれてくるわけではありません．しかし，血糖コントロール不良のまま妊娠し，先天奇形を持った児を得た場合，母親は児に対し強い自責の念にかられるといいます．そうならないように，妊娠を希望される1型糖尿病の患者さんには血糖コントロールの強化と計画妊娠を勧めます．

　先天奇形に対する計画妊娠の利点はほかにもあります．妊娠が判明すれば，胎児に対して危険度の低いインスリンを用いたコントロールに切り替える必要がありますが，それに対しても先手を打つことができます．現在では，**妊娠中はアメリカ食品医薬品局（Food and Drug Administration，FDA）のカテゴリーB（ヒトに対して危険という証拠がない）に属するインスリンを使用するのが標準的です．**basal（基礎分泌補充）の目的で投与されるインスリンのうち，カテゴリーB

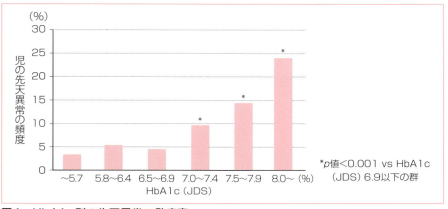

図1 HbA1c別の先天異常の発症率
(末原節代ほか:当センターにおける糖代謝異常妊婦の頻度と先天異常に関する検討. 糖尿病と妊娠 10:104-108, 2010より引用)

に属するのはNPH(中間型)インスリンとインスリンデテミルのみですので,それ以外のインスリンを使用している場合はこれらに切り替えるか,あるいはCSII(持続皮下インスリン注入)療法に移行することが望ましいといえます.

次に,妊娠中に血糖コントロールの悪い状態が続くと,児は過体重,巨大児になりやすくなり,その結果,分娩障害の問題が生じます.こちらのほうは,先天奇形とは異なり,妊娠が判明してから治療を強化する時間的な余裕はありますが,注意する必要があることには変わりありません.

上記の2つのほかに児合併症としては,新生児低血糖症,多血症,低カルシウム血症などがあげられます.

また,母体の合併症としては,網膜症・腎症の悪化,血糖コントロール自体の悪化などがあげられます.妊娠を許可する段階で,①網膜症・腎症がきちんと管理されているか,②妊娠によって著しく悪化する可能性はないのか,③使用されている薬剤は妊娠時に服用して問題ないものか,など総合的に評価する必要があります.また,妊娠初期には一時的にインスリン感受性が亢進する時期があるものの,後半になるにつれてインスリン抵抗性が増大し,必要インスリン量は増加します.場合によっては,非妊娠時の2倍量以上のインスリン注射が必要になることもあります.これらの管理には頻回の外来受診あるいは電話での連絡などが必要です.

このように妊娠・出産に際して,1型糖尿病患者さんが乗り越えないといけないいくつかの壁があります.それらへの対処法を糖尿病専門医は習熟しなければなりません.幸い,妊娠を希望する1型糖尿病患者さんのモチベーションはとて

も高いものがあります．子どものためなら，と頻回のSMBG（血糖自己測定）や面倒な分割食も実行してくれます．患者さんと力を合わせて無事出産となれば，医師としてこの上もない喜びです．

　ちなみに，妊娠と1型糖尿病については，それだけで1冊の本ができるほど，知っておかなければならないことがあります．成書を参考にしてください．

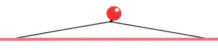

●●●●　**症例のその後**　●●●●

本症例では，患者さんと相談してCSIIを選択し，その導入と分割食のマスター，糖尿病合併症評価のために1週間入院してもらいました．眼底は単純網膜症（SDR），腎症2期でした．3ヵ月後には，HbA1cは7.0％まで低下し，妊娠が許可できるようになりました．

コラム⑦　妊娠とインスリン必要量

　1型糖尿病患者さんが妊娠した場合，食後の血糖上昇をできるだけ低く抑えることが望ましいので，まず食後にも血糖を測定して，血糖日内変動の状況を把握します．食後の血糖上昇が著明でコントロールが難しい患者さんには，分割食といって，食事を6回に分割し，食後の血糖上昇を抑える指導を行うことが多いですが，これに伴って，妊娠前とは血糖日内変動のパターンがやや異なる場合も出てきます．インスリン注射量の調節は頻回に測定する血糖データを参考にします．

　妊娠初期のインスリン必要量は妊娠前と比べてほぼ変わらない，と考えてよいと思います．ただ，この時期には妊娠悪阻が強く出るために，食事摂取がうまくいかず，結果としてインスリン必要量が減少することがあります．

　妊娠中期を過ぎると，主として胎盤から分泌されるホルモンの作用により，インスリン抵抗性が増大し，インスリン必要量が増加します．妊娠後期にはインスリン必要量は急激に増加し，妊娠前の2倍以上になることも珍しくありません．頻回（通常2週間ごと）受診だけでなく，電話，FAXなども活用して患者さんとは頻回に連絡をとって，血糖値を見ながら，インスリン投与量を増やす必要があります．

　逆に，出産後は胎盤が娩出されるので，インスリン必要量は一気に減少します．妊娠前のインスリン投与量を参考に調節が必要で，低血糖に留意するようにします．

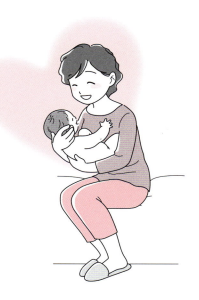

37 小児科から内科への移行はライフイベントとともに

第8章 ライフステージにおける対応

> ●●●● 症例 ●●●●
> 22歳男性．4歳時に1型糖尿病を発症し，以後小児科に受診し続けてきた．このたび就職で別の県に引越することになった．内科受診を勧めたが，本人は半年に1回，地元の小児科医に通院すると言う．

　1型糖尿病は小児期に発症することが多く，最初は小児科で治療を受けることの多い疾患です．一般的には小児科に通院するのは中学生までですから，治療を続ける際，いつかは内科を受診することになります．では，いつから内科で治療するのがよいのでしょうか．

　私は小児科から内科にバトンタッチするのは，妊娠・出産，あるいは結婚や就職による引越といった何らかのライフイベントに伴った時期がよいと思います．

　小児科医は大きくなる子どもを診療しています．成長する人格に対応することに習熟しているのが小児科医だと思います．当たり前ですが，子どもは成長するものです．それに比べ，大人は人格的には安定したものであり，内科医は通常そのような患者さんを診療し，それに慣れています．このように考えると，成人して人格的に安定する，20歳代後半までは小児科医が診察するのがよいのではということになります．

　一方，糖尿病合併症への対応は，多くの2型糖尿病患者さんも診察している内科医が慣熟している分野だと思います．また，妊娠・出産についても内科医が対応することが多いといえます．もっとも，これは内科医の中でも特に専門性が高い分野ですが．

　患者さんにとって小児科医は糖尿病についてだけではなく，成長する間に起こったいろいろなできごとを知ってくれている，親にも近い存在です．それに比べると，初めて受診する内科医は頼りなく見えて当然だと思います．しかし最初がそれでは，医師−患者関係が好転するにも時間がかかります．そこで，**患者さん自身もやむを得ないと思える場面や，内科医の腕が見せられる場面でバトンタッチしたほうが，お互いに納得して，医師−患者関係をスタートできるのではないかと思います．**前者の代表が結婚や就職による引越の場面，後者の代表が妊

娠・出産の場面だと思います．

　ただ日本では，1型糖尿病は患者さんの絶対数が少なく，それを専門に診療している小児科医も内科医も少数で，実際のところお互い顔見知りといったことも多いと思います．その場合は，あまり年齢にはこだわらず，連絡をとりながら，適宜移行するのがよいのではないでしょうか．

　また，こういった考え方とは別に，1型糖尿病患者さんは小児から成人まで一貫して診察できる，つまり小児でも成人でも同じように入院もできる糖尿病センターのような施設で1人の主治医により加療したほうがよいという考え方もあります．ですが，現状でそのような施設が少数であることを考えると，上に述べたような主治医の移行を考えてもよいと思います．

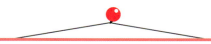

●●●●　**症例のその後**　●●●●

本症例も1型糖尿病患者さんを数多く診察している内科を受診することになりました．引越という環境の変化で，血糖コントロールの悪化や合併症の出現などの可能性があり，自宅に近い通院先があったほうがよいというのが，その理由で，本人も納得しました．

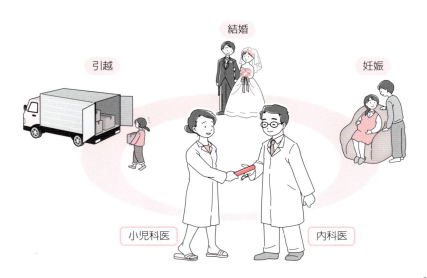

第9章

キャンプや患者会の活用

第9章　キャンプや患者会の活用

38　糖尿病サマーキャンプへの参加は1型糖尿病患児に大きな成長を促す

> ●●●●　症例　●●●●
> 10歳女児．4歳時より1型糖尿病にて治療中．主治医はインスリン自己注射を指導しているが，親が注射を続けている．

　糖尿病治療にかかわるのは，医師，看護師，栄養士，理学療法士，検査技師，と多くの職種に及びます．また，これらの院内にいる方だけではなく，糖尿病患者さんには多くのサポーターがいます．その中でも1型糖尿病では，糖尿病サマーキャンプと糖尿病患者会が重要であると思います．

　糖尿病サマーキャンプは日本糖尿病協会が中心となって夏休みに全国各地で開催されています（図1）．小学生，中学生が参加者の中心で，高校生や幼稚園児が参加しているキャンプもあります．

　キャンプへの参加は，1型糖尿病患児に多くの面でプラスであるといわれています．日本における1型糖尿病の発症頻度を考えますと，ほとんどの患児はクラスや学校で1型糖尿病を持った患児と会うことはありません．ところがキャンプに行くと数十人の仲間と出会うことができます．小児の発達段階には，「自分が他人と同じことを確認する」時期が存在し，重要であるといわれていますが，**1型糖尿病患児にとって，同じ1型糖尿病患児と過ごす経験ができる最も身近な機会が糖尿病サマーキャンプだと思います．**

　また，キャンプではインスリン注射器の使い方や補食の仕方など，治療に必要な技術を習得することができます．特に，少し上の先輩や同級生が，「自分で考えて」インスリン注射をしたり，補食をしたりするのを見ることで，患者は「自分もやらないと」「自分でやろう」「自分でできる」と思うことができます．もちろん，子ども同士ではよい話ばかりではなく，例えば「お菓子食べても，インスリンを少なめにすれば太らないわよ」といった会話も交わされると思います．そういうことはスタッフが修正しないといけませんが，それを差し引いてもプラスの面が大きいと思います．**キャンプの初日と最終日では別人のように成長した子どもを見ることもあります．**

　もう1つ，キャンプの全く別の面での効用として，医師を含む医療スタッフの

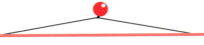

図1 糖尿病サマーキャンプのスケジュール（第40回大山サマーキャンプ）

スキルアップがあげられます．数十人の1型糖尿病患者を診察する機会は，そんなに多くありません．キャンプへの参加は医療スタッフにとっても意義のあることだと思います．何よりも，子どもと一緒に登山したり海に入ったりするのは楽しいですし．

●●●● 症例のその後 ●●●●

本症例も糖尿病サマーキャンプに参加し，インスリン自己注射ができるようになりました．自分より年下の子供が自己注射をしているのを見て，自分もやらないと，と思ったそうです．

第9章　キャンプや患者会の活用

39 成人にとっての１型糖尿病患者会は糖尿病サマーキャンプと同じような意味を持つ

> ●●●●● 症例 ●●●●●
> 21歳女性．2年前に1型糖尿病を発症した．医師から勧められてCSII（インスリンポンプ）治療を行っているが，夏になって薄着になるとポンプの携行をどうすればよいのか悩んでいる．

　糖尿病サマーキャンプは小児の１型糖尿病患者さんが成長する素晴しい機会を提供してくれます．では，成人の場合はどうでしょう．**１型糖尿病患者さんが主体となった患者会がそれに相当する**のではないかと思います．そして，それは**特に思春期の患者さんには有用でないかと思います．**

　糖尿病サマーキャンプとそこでの仲間は，ご両親や家庭とともに特に患者さんの精神面を支える基盤です．一方，仕事を持ち，家庭を持つ患者さんにとっては，職場や家庭が支えになってくれます．では，その間の時期，つまり糖尿病がなくても精神的に安定しているとはいいがたい思春期に発症した患者さんにとって，精神面の支えになってくれる場所はどこでしょう．その有力な候補が患者会ではないでしょうか．もちろん，１型糖尿病の患者さんだけで患者会が成立するような施設は少数ですが，最近では病院横断的な患者会が組織されつつあります．

　ある大阪の患者会は，年数回土曜日に約半日の日程で開催されます．現在の参加者は医療スタッフを含め100名以上で，1/3は初参加者です．大阪を中心に全国から参加者があります．会は患者さんと医師が一緒になって運営されており，事前にプログラム委員会が開かれ，講演（医師，患者さん）＋分科会（10～20名の小グループの車座ディスカッション）のプログラムを作成します．2015年３月には第50回を迎えたという事実がこの会の重要性や必要性を物語っていると思います．分科会のテーマ（**表1**）は毎回ほぼ同じで，「就職」「低血糖」「妊娠・出産」「発症１年未満」「ポンプ」といったものが並ぶのですが，参加者が変わることで議論は毎回変わりますし，医療スタッフが入ることで議論があらぬ方向に行くことも避けられているようです．

　どこにでもある会ではありませんが，**このような会を医療における大切な資源として医師が認識し，サポートしていくことにより，よりよい治療環境ができる**

表1　ある日の分科会のテーマ一覧

①スポーツ
②結婚・妊娠・出産
③学生生活
④家族
⑤仕事
⑥発症間もない方（1年未満）
⑦発症5年未満
⑧発症5年以上
⑨カーボカウント(1)（初心者）
⑩カーボカウント(2)（中級以上）
⑪ポンプ(1)（ポンプ使用者）
⑫ポンプ(2)（ポンプに興味のある未使用者）
⑬男性限定
⑭女性限定
⑮中高年発症
⑯低血糖
⑰フリーテーマ

のではないかと思います．

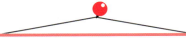

●●●● 症例のその後 ●●●●

本症例は病院でのアドバイスには満足がいかなかったようですが，紹介されて参加した患者会で，手作りのポーチなどを見せてもらい，喜んでCSII療法を続行しています．

第10章

１型糖尿病診療の今後

第10章　1型糖尿病診療の今後

40 糖尿病治療の1つとして膵腎同時移植のことを知る

> ●●●● 症例 ●●●●
> 32歳の1型糖尿病患者．4歳時に1型糖尿病を発症．強化インスリン療法を施行していたが，糖尿病腎症が進行し，4年前から週3回の透析治療を受けている．

　1型糖尿病を診療している内科医・小児科医にとって，食事・インスリン療法の指導が治療の中心になります．一方，**外科治療である膵移植（特に膵腎同時移植）は1型糖尿病の治療法の1つとして確立されたものであり，1型糖尿病の診療を行うのであれば，内科医・小児科医にとっても最低限の理解は必須であると思います**．日本では移植治療そのものの歴史が浅いことや脳死移植が進まなかったこともあり，膵移植は「先進的」であり「研究的」である治療というイメージがありますが，米国では数千例の実績があり，日本でも多くの施設で施行可能な，「現実的」な治療方法です．特に，透析中（あるいはほかの腎代替療法施行中）の1型糖尿病患者さんへの膵腎同時移植は，移植した臓器の生着率も高くQOLの向上が期待できます．インスリン治療や透析治療が不要になる場合も多くあります．

　移植には，登録と待機というステップが必要です．移植手術を受けるにあたり，糖尿病の状態を含め，悪性疾患，動脈硬化性疾患の有無など全身を精査し，登録を申請します．**どのような患者さんが適応になるのか，どのような項目の検査が必要か，ぜひ一度申請書を読んでいただきたいと思います**．登録してもすぐに移植臓器が提供されるわけではありませんから，待機期間はそれまでの1型糖尿病の治療を続けます．

　膵腎同時移植手術ではドナー膵を右の鼠径部（腸骨窩）に，ドナー腎を左の鼠径部（同）に置き，その血管を腸骨動静脈と吻合します（図1）．膵管は腸管あるいは膀胱にドレナージします．レシピエントの膵や腎は摘出しません．術後は拒絶反応や血栓などに注意してフォローすることになります．日本ではドナーが年長者である場合も多いのですが，膵の生着率は5年で68.9％と報告されています．

　もちろん，移植にはリスクも伴います．手術自体の危険性だけでなく，生涯服用が必要な免疫抑制薬とその副作用，拒絶などです（図2）．

図1 膵腎同時移植

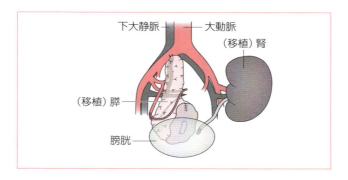

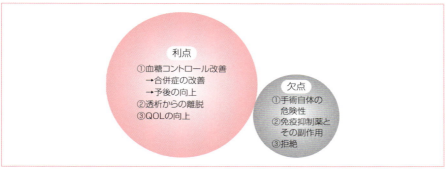

図2 膵腎同時移植の利点と欠点

　一方，膵単独移植は腎不全には陥っていない「日本糖尿病学会専門医によるインスリンを用いたあらゆる治療手段によっても血糖値が不安定であり，代謝コントロールが極めて困難な状態が長期にわたり持続しているもの」に考慮するとされています．臓器の生着率やQOLの向上と移植に伴うリスクを考慮すると，膵腎同時移植に比べ膵単独移植はやや「先進的」な側面があると考えられると思います．

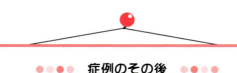

●●●● 症例のその後 ●●●●

本症例にも，膵腎同時移植という治療の選択肢についてその利点と欠点を説明したところ，移植に前向きな回答でしたので，入院して適応を精査することになりました．

第10章　1型糖尿病診療の今後

41 膵島移植は将来性を持った先進医療である

> **症例**
> 40歳の1型糖尿病患者．29歳時に1型糖尿病を発症．強化インスリン療法を施行していたが，血糖コントロールは非常に不安定で，たびたび無自覚低血糖による昏睡に至っている．

　1型糖尿病の治療として，膵移植がなお改良の可能性があるものの，確立された医療であるのに対し，膵島移植は，「先進的」な治療であるといえます．**膵島移植では，膵全体から外分泌組織の消化，膵島の純化というステップを経て，膵島を抽出し，門脈から点滴で注入することにより肝内に膵島を移植します（図1）**．肝の一部に「栓」をするようなかっこうになるので，門脈圧の上昇が懸念されますが，臨床的に問題になることは少ないようです．移植後は，膵移植と同様に免疫抑制治療を受ける必要があります．**膵移植と比較して，移植時の侵襲性の低さが膵島移植の利点といえます．**

　膵島移植が膵移植と並んで，盛んに行われるようになったのは，2000年に膵島移植に対する術後免疫抑制の新しいプロトコール「エドモントンプロトコール」が発表されてからです．このプロトコールはステロイドを使用しないことに特徴があり，移植2年後では膵移植と遜色のない成績でしたので，世界中で一斉に研究開発が開始されたわけです．具体的には，膵消化・膵島純化方法の改良，免疫抑制のプロトコールの改良など，多岐にわたる研究開発が行われ，これには日本人研究者も大きく貢献しました．

　現在のところ，長期の生存率やインスリン離脱率は，膵移植を上回るものではありません．しかし，膵島移植にはさまざまな意味で将来性，可能性があります．例えば，iPS細胞からの膵β細胞の作製が実用化されれば，ドナー不足が一気に解消され，1型糖尿病の標準治療として定着する可能性すらあります．また，インスリン離脱率は高くないと前述しましたが，インスリン注射から離脱できなくても，ある程度内因性インスリン分泌が維持されれば，インスリン注射を併用しながらも以前よりはるかに安定した血糖コントロールを得ることができます．1型糖尿病ではなく，2型糖尿病になると想像していただければよいと思います．

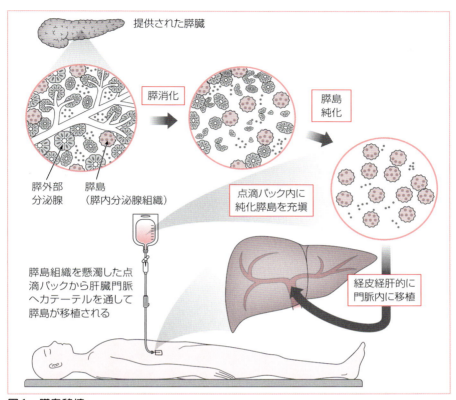

図1　膵島移植

（京都大学医学部附属病院ホームページを参考に作図）

このような発想で治療を行うなら，膵島移植の侵襲性の低さは生かされると思います．

　現在日本でも実施施設は多くありませんが，膵島移植は行われており，膵移植と同様に，登録と待機というステップが必要です．待機期間はそれまでの1型糖尿病の治療を続けるのも同じです．

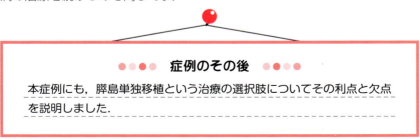

●●●●　**症例のその後**　●●●●

本症例にも，膵島単独移植という治療の選択肢についてその利点と欠点を説明しました．

コラム⑧　そのほかの新しい1型糖尿病治療（1）

　1型糖尿病の発症頻度が少ない日本ではあまり行われていませんが，1型糖尿病発症を予知する試みや発症後の寛解導入を目指す試みは，欧米を中心に以前から行われています．

　発症予知として，（発症前の）自己抗体，（負荷試験による）インスリン分泌能，遺伝因子およびそれらを組み合わせることにより，主に1型糖尿病の親を持つ子どもの発症を予知できないかという試みがなされています．しかし，感度と特異度の両面から満足な結果は得られていません．日本では1型糖尿病の発症率自体が低いこともあり，このような試み自体なされていません．

　寛解導入としては，自己免疫の関与が明らかな急性発症1型糖尿病において，発症早期に免疫抑制を行うことにより，β細胞傷害を抑えるというのが基本的な考え方です．これも欧米を中心に，20年以上前に試みられたステロイドやシクロスポリンを筆頭に，CD3抗体やCD20抗体といった最新の分子標的治療薬を用いたtrialまで多くの試みがなされています．しかし，投与初期にはある程度内因性インスリン分泌が保たれるものの，2年以上の長期経過では満足な結果は得られていません．免疫抑制療法についても日本でのtrialは行われていません．

　これに対し，緩徐進行1型糖尿病を対象に日本で行われた「Tokyo study」は，インスリン非依存の時期の自己抗体陽性糖尿病患者にインスリンを投与することにより，スルホニル尿素（SU）薬を投与した場合に比べて，内因性インスリン分泌が保持されることを示したもので，5年というフォロー期間を含め，介入効果にはっきりと差を認めた画期的な研究といえます．欧米では，1型糖尿病の第一度近親者に糖尿病未発症の段階でインスリンを投与することにより，発症を阻止するtrialがなされましたが，残念ながら，有効な結果は得られていません．

コラム⑨　そのほかの新しい1型糖尿病治療（2）

　1型糖尿病の発症予知や免疫抑制による寛解導入は以前から試みられている方法ですが，今後は膵島移植やβ細胞再生促進療法などの新しい治療も試みられるでしょう．膵島移植ではiPS細胞を用いたβ細胞への分化誘導方法の開発が進められており，これが実用化されれば，ドナー不足という移植治療の最大の問題が解決することになり，1型糖尿病治療が一変する可能性があります．また，GLP-1受容体作動薬のようなβ細胞の再生に効果がある薬剤も明らかにされており，免疫抑制療法との組み合わせにより，1型糖尿病のβ細胞量を増加させ，2型糖尿病に変えてしまうような治療も実用化される可能性があります．

　一方，現在用いられているインスリン製剤や治療器具の改良は確実に進んでいくでしょう．例えば，SAPを発展させた，「クローズドループ」といわれるセンサーと連動したインスリンポンプが実用化されるでしょうし，低血糖時にはインスリン注入が中止するだけでなく，グルカゴンを注入して血糖低下を抑制するような機器も開発されると思います．また，吸収と効果発現がさらに短時間になるインスリンアナログ製剤が開発されています．

　1型糖尿病の治療は2型糖尿病に比べ難しいのが現状ですが，その病態はよりシンプルであり，根治療法の開発は「血糖に対応するインスリン補充」という命題をいかに解決するかという一点にかかっています．

　私は新しい治療の発展には比較的楽観的で，患者さんにも今のインスリン治療が一生続くわけではないとお話ししています．そして，それを可能にする新しい治療の開発に貢献したいと私自身，強く願っています．

付録

1　1型糖尿病3病型の診断基準

①急性発症1型糖尿病

表1　急性発症1型糖尿病診断基準（2012）

1. 口渇，多飲，多尿，体重減少などの糖尿病（高血糖）症状の出現後，おおむね3ヵ月以内にケトーシスあるいはケトアシドーシスに陥る[1]．
2. 糖尿病の診断早期より継続してインスリン治療を必要とする[2]．
3. 膵島関連自己抗体が陽性である[3]．
4. 膵島関連自己抗体が証明できないが，内因性インスリン分泌が欠乏している[4]．
判定：上記1〜3を満たす場合，「急性発症1型糖尿病（自己免疫性）」と診断する．1, 2, 4を満たす場合，「急性発症1型糖尿病」と診断してよい．
内因性インスリン分泌の欠乏が証明されない場合，あるいは膵島関連自己抗体が不明の場合には，診断保留とし，期間をおいて再評価する．
【参考事項】
[1] 尿ケトン体陽性，血中ケトン体上昇のいずれかを認める場合，ケトーシスと診断する．また，臨床的な判断により直ちにインスリン治療を開始した結果，ケトーシスやケトアシドーシスに陥らない例がある．
[2] 1型糖尿病の診断当初にインスリン治療を必要とした後，数ヵ月間インスリン治療なしで血糖コントロールが可能な時期（honeymoon period）が一過性に存在しても，再度インスリン治療が必要な状態となりそれが持続する場合も含める．
[3] グルタミン酸脱炭酸酵素（GAD）抗体，IA-2抗体，インスリン自己抗体（IAA），亜鉛輸送担体8（ZnT8）抗体，膵島細胞抗体（ICA）のうちいずれかの自己抗体の陽性が経過中に確認された場合，膵島関連自己抗体陽性と判定する．ただし，IAAはインスリン治療開始前に測定した場合に限る．
[4] 空腹時血清Cペプチド<0.6 ng/mLを，内因性インスリン分泌欠乏の基準とする．ただし，劇症1型糖尿病の診断基準を満たす場合は，それに従う．また，*HNF-1α*遺伝子異常，ミトコンドリア遺伝子異常，*KCNJ11*遺伝子異常などの単一遺伝子異常を鑑別する．

（川崎英二ほか：急性発症1型糖尿病の診断基準（2012）の策定―1型糖尿病調査研究委員会（劇症および急性発症1型糖尿病分科会）報告．糖尿病 56：584-589, 2013よりTable 1を引用）

②緩徐進行1型糖尿病（SPIDDM）

表2 緩徐進行1型糖尿病（SPIDDM）の診断基準（2012）

【必須項目】
1. 経過のどこかの時点でグルタミン酸脱炭酸酵素（GAD）抗体もしくは膵島細胞抗体（ICA）が陽性である[a]．
2. 糖尿病の発症（もしくは診断）時，ケトーシスもしくはケトアシドーシスはなく，ただちには高血糖是正のためインスリン療法が必要とならない[b]．

判定：上記1，2を満たす場合，「緩徐進行1型糖尿病（SPIDDM）」と診断する．

[a] Insulinoma-associated antigen-2（IA-2）抗体，インスリン自己抗体（IAA）もしくは亜鉛輸送担体8（ZnT8）抗体に関するエビデンスは不十分であるため現段階では診断基準に含まない．
[b] ソフトドリンクケトーシス（ケトアシドーシス）で発症した場合はこの限りではない．

【参考項目】
1) 経過とともにインスリン分泌能が緩徐に低下し，糖尿病の発症（もしくは診断）後3ヵ月を過ぎてからインスリン療法が必要になり，高頻度にインスリン依存状態となる．なお小児科領域では，糖尿病と診断された時点で，ただちに少量（0.5単位/kg体重以下）のインスリン投与を開始することがある．内科領域でもGAD抗体陽性が判明すると，インスリン分泌低下阻止を考慮してインスリン治療がただちに開始されることがある．
2) GAD抗体やICAは多くの例で経過とともに陰性化する．
3) GAD抗体やICAの抗体価にかかわらず，インスリン分泌能の低下がごく緩徐であるため，あるいは変化しないため，発症（診断）後10年以上たってもインスリン依存状態まで進行しない例がある．

（田中昌一郎ほか：緩徐進行1型糖尿病（SPIDDM）の診断基準（2012）―1型糖尿病調査研究委員会（緩徐進行1型糖尿病分科会）報告．糖尿病 56：590-597, 2013よりTable 1を引用）

③劇症1型糖尿病

表3　劇症1型糖尿病スクリーニング基準（2004）

1) 糖尿病症状発現後1週間前後以内でケトーシスあるいはケトアシドーシスに陥る．
2) 初診時の（随時）血糖値が288 mg/dL（16.0 mmol/L）以上である．

（今川彰久ほか：1型糖尿病調査研究委員会報告―劇症1型糖尿病の新しい診断基準（2012）．糖尿病 55：815-820, 2012よりTable 1を引用）

表4　劇症1型糖尿病診断基準（2012）

下記1〜3のすべての項目を満たすものを劇症1型糖尿病と診断する．
1. 糖尿病症状発現後1週間前後以内でケトーシスあるいはケトアシドーシスに陥る（初診時尿ケトン体陽性，血中ケトン体上昇のいずれかを認める．）
2. 初診時の（随時）血糖値が288 mg/dL（16.0 mmol/L）以上であり，かつHbA1c値（NGSP）＜8.7％*である．
3. 発症時の尿中Cペプチド＜10 μg/day，または，空腹時血清Cペプチド＜0.3 ng/mLかつグルカゴン負荷後（または食後2時間）血清Cペプチド＜0.5 ng/mLである．
   *：劇症1型糖尿病発症前に耐糖能異常が存在した場合は，必ずしもこの数字は該当しない．

〈参考所見〉
A) 原則としてGAD抗体などの膵島関連自己抗体は陰性である．
B) ケトーシスと診断されるまで原則として1週間以内であるが，1〜2週間の症例も存在する．
C) 約98％の症例で発症時に何らかの血中膵外分泌酵素（アミラーゼ，リパーゼ，エラスターゼ1など）が上昇している．
D) 約70％の症例で前駆症状として上気道炎症状（発熱，咽頭痛など），消化器症状（上腹部痛，悪心・嘔吐など）を認める．
E) 妊娠に関連して発症することがある．
F) HLA *DRB1*04：05-DQB1*04：01* との関連が明らかにされている．

（今川彰久ほか：1型糖尿病調査研究委員会報告―劇症1型糖尿病の新しい診断基準（2012）．糖尿病 55：815-820, 2012よりTable 4を引用）

2 参考図書・推薦図書

1 『糖尿病治療ガイド2014-2015』
　　　　　　　　　　　日本糖尿病学会編・著，文光堂，2014
▶▶▶ 糖尿病治療一般についてのエッセンスがコンパクトにまとめられている．改訂も頻回に行われ，常にup-to-dateな内容となっている．手元に置いて活用したい．

2 『糖尿病専門医研修ガイドブック（改訂第6版）』
　　　　　　　　　　　日本糖尿病学会編・著，診断と治療社，2014
▶▶▶ 糖尿病専門医を目指す医師のテキストとして編集されたものであるが，内容は頻回にup-dateされており，最新の知識が得られる．

3 『小児・思春期糖尿病コンセンサス・ガイドライン』
　　　日本糖尿病学会・日本小児内分泌学会編・著，南江堂，2015
▶▶▶ 1型糖尿病を中心にエビデンスを網羅したガイドラインである．小児科医だけでなく内科医にも役立つ内容が記載されている．

4 『糖尿病食事療法のための食品交換表（第7版）』
　　　　　　　　　　　日本糖尿病学会編・著，文光堂，2013
▶▶▶ 食事療法のみならず栄養学の基本を知ることができるテキストである．患者さんもマスターすべき最低限の情報がコンパクトに掲載されており，医療者にとっても必読の書である．

5 『1型糖尿病の治療マニュアル』
　　　　　　　　　　　丸山太郎・丸山千寿子編，南江堂，2010
▶▶▶ 1型糖尿病の治療が全般に網羅されたマニュアルである．特に食事（療法）についての記載が充実している．

6

『糖尿病のあなたへ かんたんカーボカウント
～豊かな食生活のために～(改訂版)』

　　　　　大阪市立大学大学院医学研究科発達小児医学教室ほか編
　　　　　　　　　　　　　　　　　　　医薬ジャーナル社，2009

▶▶▶ カーボカウントについての入門書はいくつか出版されているが，この書籍は初版が2006年に刊行された草分け的な存在である．大きな図や文字を用いて，実際にカーボカウントを始められるように工夫されている．

7

『「妊娠と糖尿病」母児管理のエッセンス』

　　　　　　　　　　難波光義・杉山 隆編・著，金芳堂，2013

▶▶▶ 妊娠と糖尿病について知っておくべき最新の事項が網羅されている．

8

『インスリンポンプとCGM─糖尿病をうまく管理するためのガイド』

　　　　　　フランシーヌ・R・カウフマン著／雨宮 伸・難波光義監訳
　　　　　　　　　　　　　　　　　　　　　　　医歯薬出版，2015

▶▶▶ タイトルにあるポンプとCGMだけでなく，食事のことや日常生活についても記述されている．米国の書籍の翻訳であるが，日本と異なる状況については多くの訳注が加えられ，訳もわかりやすく，読みやすい．

9

『この1冊でカーボカウント・インスリンポンプ・CGMがわかる！
糖尿病3Cワークブック』

　　　　　　　　　　　　　　　　　　　　　村田 敬，中山書店，2013

▶▶▶ カーボカウント・インスリンポンプ・CGMについて全部で70項目のポイントについてQ&A形式でまとめられており，現在の1型糖尿病治療の考え方が理解できる内容になっている．難易度(=学習の優先順位)が示され，本文以外のコラムも充実している．

10

『糖尿病医療学入門─こころと行動のガイドブック』

　　　　　　　　　　　　　　　　　　　　　石井 均，医学書院，2011

▶▶▶ 糖尿病患者さんに「こころ」の面からアプローチし続けている著者の考えを体系的に学べる．その考え方は日本の糖尿病臨床にすでに浸透しているが，症例の提示も豊富で，医師が自らの糖尿病診療を省みる契機としても一読を勧める．

索引

欧文

basal-bolus療法　34, 36
CGM(continuous glucose monitoring)　42, 44, 46, 59, 60
CPR(C peptide(immuno)reactivity)　5
CSII(continuous subcutaneous insulin infusion)療法　22, 46, 54, 91
Cペプチド　3, 5, 14
GAD(glutamic acid decarboxylase)抗体　6, 8, 11, 15
GLP-1受容体作動薬　109
glycemic index　67
HbA1c　5
IA-2(insulinoma associated antigen-2)抗体　6
ICA(islet cell antibody)　6, 8, 11
iPS細胞　109
MDI(multiple daily injection)　22, 34
NPHインスリン　36
SAP(sensor augmented pump)　42, 58, 60
SDR(simple diabetic retinopathy)　29
SMBG(self-monitoring of blood glucose)　22, 38, 40, 42
Somogyi効果　57
SPIDDM(slowly progressive IDDM)　8, 15, 113
Tokyo study　108
ZnT8(zinc transporter 8)抗体　6

和文

あ行

暁現象　46, 57
インスリン　3
　——アナログ　34
　——効果値　68
　——自己抗体　6
　——自己注射　24
　——抵抗性　74, 76
　——頻回注射法　22, 34
　——ポンプ　54, 56
運動　74, 76

か行

カートリッジ製剤　37
カーボ・インスリン比　68
カーボカウント　66, 68
海外旅行　50
カテゴリーB　90
寛解導入　108
患者会　100
緩徐進行1型糖尿病　8, 15, 113
基礎分泌　33, 34, 48
急性発症1型糖尿病　6, 14, 112
強化インスリン療法　22
巨大児　90, 91
グリセミック・インデックス　67
グルカゴン　83, 109
クローズドループ　109
計画妊娠　90
劇症1型糖尿病　12, 14, 114
結婚　88

血中膵外分泌酵素　12
血糖記録用紙　40
血糖自己測定　22, 38, 40, 42
血糖変動　44
ケトアシドーシス　16, 48
ケトーシス　16, 48
交感神経症状　80
硬結　46
昏睡　80

さ行

三大栄養素　66
児合併症　91
持効型溶解インスリン　36
持続皮下インスリン注入療法　22, 46, 54, 91
シックデイ　48
就職　88
出産　88, 90
食後血糖　66
食後血糖変動　44
膵移植　104
膵腎同時移植　104
膵単独移植　105
膵島　2
　――移植　106
　――細胞抗体　6, 8, 11
スクエアウェーブボーラス　54, 55
摂取カロリー　64
先天奇形　90
速効型インスリン　36

た行

単純網膜症　29
中間型インスリン　36

中枢神経症状　80
超速効型インスリン　36
追加分泌　32, 34, 48
低血糖　44, 50, 58, 80, 82, 84
デュアルウェーブボーラス　55
糖尿病サマーキャンプ　98
糖尿病腎症　29
糖尿病網膜症　29

な行

内因性インスリン　4
日本糖尿病協会　98
妊娠　88, 90

は行

（発症）予知　108
プレフィルド製剤　37
ベーサル　34, 36
β細胞　2, 6
ボーラス　34, 36
補食　76
母体の合併症　91

ま行

無自覚低血糖　58, 80

や行

夜間血糖変動　44

ら行

ライフイベント　88
ランゲルハンス島　2
連続グルコース・モニタリング　42, 44, 46, 59, 60

1型糖尿病診療ノート―41のヒント

2016年5月30日　発行	著　者　今川彰久 発行者　小立鉦彦 発行所　株式会社　南　江　堂 〒113-8410 東京都文京区本郷三丁目42番6号 ☎(出版)03-3811-7236　(営業)03-3811-7239 ホームページ　http://www.nankodo.co.jp/

印刷・製本　公和図書
装丁　渡邊真介

Notes on Management of Type 1 Diabetes：41 Items from My List
© Nankodo Co., Ltd., 2016

定価は表紙に表示してあります．
落丁・乱丁の場合はお取り替えいたします．

Printed and Bound in Japan
ISBN978-4-524-25978-6

本書の無断複写を禁じます．

JCOPY〈(社)出版者著作権管理機構　委託出版物〉

本書の無断複写は，著作権法上での例外を除き，禁じられています．複写される場合は，そのつど事前に，(社)出版者著作権管理機構（TEL 03-3513-6969，FAX 03-3513-6979，e-mail: info@jcopy.or.jp）の許諾を得てください．

本書をスキャン，デジタルデータ化するなどの複製を無許諾で行う行為は，著作権法上での限られた例外（「私的使用のための複製」など）を除き禁じられています．大学，病院，企業などにおいて，内部的に業務上使用する目的で上記の行為を行うことは私的使用には該当せず違法です．また私的使用のためであっても，代行業者等の第三者に依頼して上記の行為を行うことは違法です．

〈関連図書のご案内〉　　＊詳細は弊社ホームページをご覧下さい《www.nankodo.co.jp》

糖尿病治療の手びき（改訂第56版）
日本糖尿病学会　編・著　　　　　　　　　　　B5判・130頁　定価（本体650円＋税）　2014.6.

糖尿病療養指導の手びき（改訂第5版）
日本糖尿病学会　編・著　　　　　　　　　　　B5判・232頁　定価（本体2,800円＋税）　2015.5.

小児・思春期糖尿病コンセンサス・ガイドライン
日本糖尿病学会・日本小児内分泌学会　編・著　　B5判・328頁　定価（本体3,800円＋税）　2015.6.

糖尿病最新の治療2016-2018　オンラインアクセス権付
羽田勝計・門脇　孝・荒木栄一　編　　　　　　B5判・342頁　定価（本体8,000円＋税）　2016.2.

臨床糖尿病マニュアル　オンラインアクセス権付（改訂第3版）
小林哲郎　編著　　　　　　　　　　　　　　　B6判・510頁　定価（本体4,700円＋税）　2012.11.

糖尿病治療・療養指導ゴールデンハンドブック（改訂第2版）
清野弘明・朝倉俊成　編著　　　　　　　　　　新書判・286頁　定価（本体3,000円＋税）　2013.2.

糖尿病診療【秘伝】ポケットガイド（増補版）
能登　洋　著　　　　　　　　　　　　　　　　新書判・170頁　定価（本体2,300円＋税）　2013.12.

フレーズで納得!CGMパターンで解決!糖尿病治療テクニック
西村理明　著　　　　　　　　　　　　　　　　B5判・166頁　定価（本体3,000円＋税）　2015.5.

いま知っておきたい経口糖尿病治療薬の疑問76
寺内康夫　編　　　　　　　　　　　　　　　　A5判・300頁　定価（本体3,400円＋税）　2015.10.

糖尿病治療薬　使いこなし術　フクロウ先生がすすめる処方力アップのコツ
寺内康夫　監／金森　晃　著　　　　　　　　　A5判・190頁　定価（本体3,200円＋税）　2015.5.

必ずうまくいく!入院インスリン治療マスターブック　あらゆるシチュエーションへの対応力をこの一冊で!
弘世貴久　編著　　　　　　　　　　　　　　　新書判・212頁　定価（本体2,500円＋税）　2016.2.

インスリンポンプ療法マニュアル　CSII療法導入・管理のための手引き（改訂第2版）
小林哲郎・難波光義　編　　　　　　　　　　　B5判・214頁　定価（本体4,000円＋税）　2014.6.

1型糖尿病の治療マニュアル
丸山太郎・丸山千寿子　編　　　　　　　　　　A4判・174頁　定価（本体2,800円＋税）　2010.12.